リハビリに生かす操体法

【愛蔵版】

SUNAGA Takao
須永隆夫 編著

農文協

天国も極楽も——推せんとお礼の言葉

昭和の時代が終わり、平成と年号が新しくなり、世の中も大きく変わることでしょう。

〝おんころや〟(橋本敬三)は昭和元年から医師として種々の体験を繰り返しながら、健康の基本、体のバランス運動を追求してきました。ときにはドン・キホーテと笑われながらも、健康とは体の基礎構造と生活環境、呼吸、飲食、精神活動が一体であり、健康保持は自己責任の結果であるといい続けてきました。

八〇歳を過ぎてから、北は北海道、南は沖縄まで、健康を真剣に考えておられる人々の会合に出席し、自説を話す機会を何回となく持ちました。中でも須永先生が中心となられている新潟操体の会で、母校新潟大学の講堂をかりて講演をしたことは〝おんころや〟の一生の想い出となっています。

〝おんころや〟はいま人生の晩年にあたり、床に伏していますが、床の中で自分の体を実験台としながら体のバランスを常に考え自分の生命に立ち向かっています。常に口にする言葉は天国・極楽であり、床に伏していても快楽の世界を追求しています。心も現象界においては中枢神経を介して肉体と連なる。心の調和を保つことで健康の秘訣を実践しているように思われてなりません。

今回、〝おんころや〟が学んだ新潟の地で操体法の普及に尽力されている須永先生はじめ新潟の皆様がその体験をもとに本書を発刊されるにあたり、お喜び申し上げるとともに、真の健康を追求し幸せな世界を作る健康社会をともに考えていくことができるよう願っています。

温古堂　橋本　承平

まえがき

リハビリテーションという言葉には、何らかの事情で障害を受けた方に、社会への適応と復帰および自立を手助けする治療すべてが含まれるはずです。だとすれば、特別な施設や専門スタッフによって行なわれる部分も当然必要ですが、治療のなかにごく自然に存在して患者さん自身にもご家族にもできる部分も多いはずです。

本書では、専門的リハビリと並行して日常で行なえること、自分自身で、または家族とともに行なえることを操体法という形でとり上げてみました。身体の障害やこころの病について、患者さんの具合のよいところを見つけ出し、よいところはよりよく、悪いところはより少なくしていく方法を追ってみたかったのです。

操体法はからだやこころがよろこんでくれる、気持ちよいと感じてくれる生き方を探してみて、少しでも実行してみるための手引きです。この手引きを使って、日常生活のなかで障害を持っている人は持っているなりに、体力が衰え始めたと思う人はそれなりに、年齢相応に少しずつそれぞれの立場で、自分のこころとからだがよろこんでくれる生き方を探してほしいのです。

操体法は生活のしかた、こころの持ちかたなど生きることすべてに関わるものですが、親しみやすいのは体の動かし方です。本書でもバランスをとり、無理せず体の歪みを治す工夫を中心に述べていますが、この体の動かし方を通じて一人でも多くの人が食・息・動・想・環境すべてにわたって自分に合った生活のしかたを見つけ出されることを念願しています。

一九八九年三月

須永　隆夫

＊なお、本書ではときおり「リハビリ操体法」という言葉を使っていますが、これは正式な医学用語ではありません。著者が便宜上名づけた呼称ですのでご了承ください。

目　次

第3章　部位別・病気別　リハビリ操体法のポイント

第4章 介護がグンとラクになる リハビリ介助者の操体法

第5章 家庭でも学校でも リハビリ操体法で健康増進

前　編

心も体もリフレッシュ――

操体法でリハビリ効果を高める法

1 「動かないところ」に注目するか「動くところ」に注目するか

――リハビリテーションと操体法――

リハビリからムリと痛みを軽減する

ムリして動かすリハビリから、ラクに動かせるところからまず動かし、その範囲を徐々に広げていく――ひとことで言えばこれがリハビリ操体法のすべてです。

操体法とはどういうものかについては本編の3（一二三ページ）をごらんいただくとして、とにかくリハビリというと、痛い思いをしながら頑張らなければならないもの、というイメージがたいへん強い。脳卒中で片足、片手がきかなくなった、声がでなくなったというときに、なんとかして動かないものを動かそう、歩けないものを歩けるようにしようとか、寝たきりの人を起き上がれるようにし、ご飯を食べられるようにしようとか、具体的に動かないものを動かそうとするのがリハビリテーションというイメージが強いと思います。

ここでいう操体法のばあいには、一般にいうリハビリに操体法をタイアップさせることによって患者さん自身もラクになるし、リハビリを手伝う理学療法士とか作業療法士のみなさんも負担が軽くなる。一所懸命頑張るリハビリから、もう少し自分のもっている力を発揮しやすいように、ムリしないでもより効果のでる方向をねらっているのです。

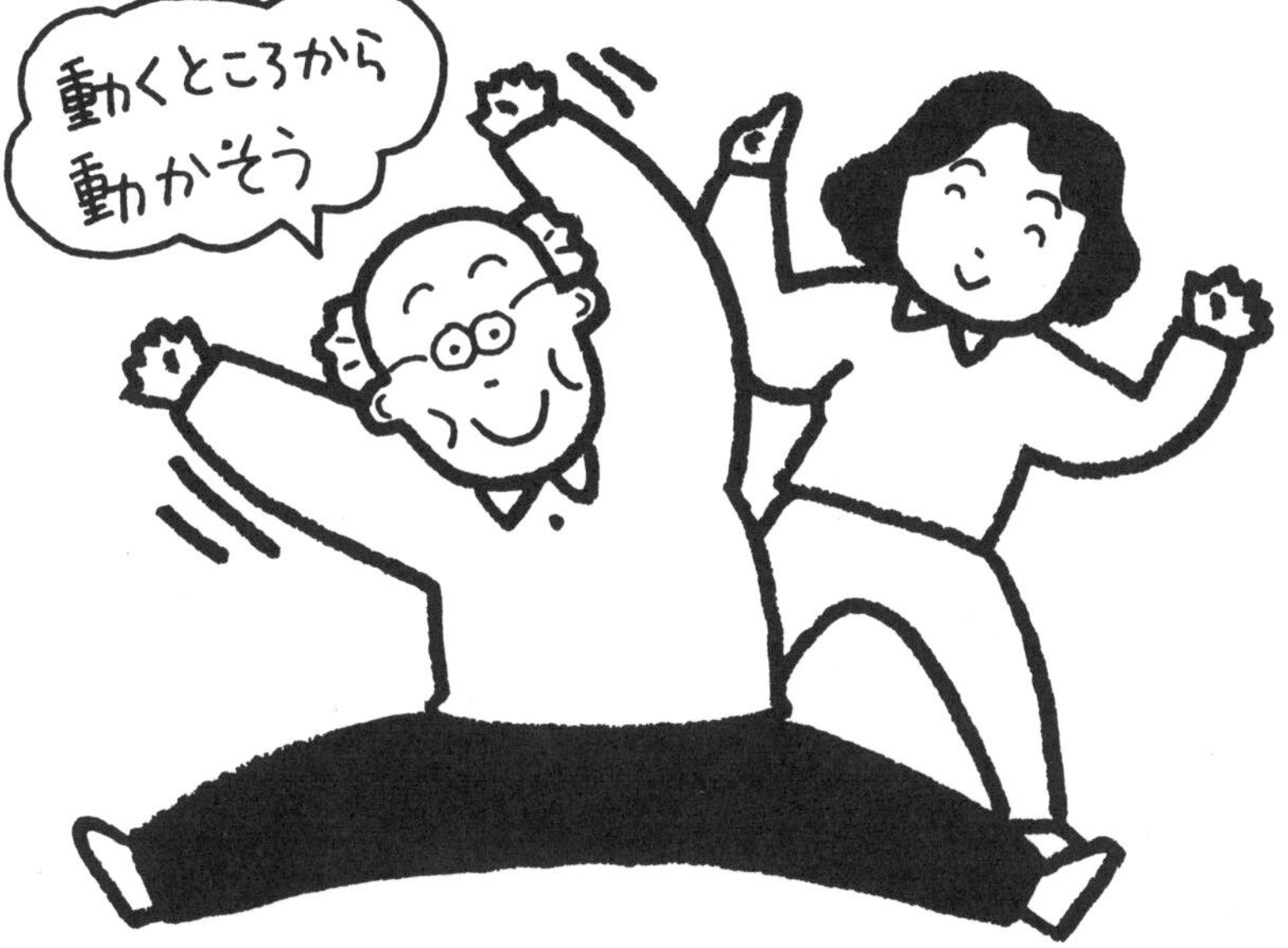

退院後リハビリ効果を後退させないために

ところで、動かないものを動かすという狭い意味でのリハビリ（注）では、筋肉の力をつけるということと、動かなかったものをなんとかして動かすということの両方が必要なのですが、動かないものを動かすということはかなりムリがいったと思います。同じムリをするのにも、また筋力をつけていくにも、ちょっとでも動く方向を主に動かすこと、練習も動かないほうを一したら、動きやすいほう、力の入りやすいほうを三くらいするような配分で訓練をすれば、ムリが比較的少なくてより効果がでる方向に筋力もつくし、動きもよくなる。そういうことが、いままでの経験とか操体法をとり入れたことによっておきているのです。

（注）　リハビリテーションとは〝ある障害をもっている人に対して、社会へ適応し復帰していくなかで、肉体的にも精神的にも自立していく

ことを目的とする治療、その他のすべての方法〟と定義されています。何らかの障害で動けなくなったところを動かせるようにするのはリハビリのなかのいわば前段で、そういう意味でここでは狭い意味でのリハビリとしておきます。

また、いまリハビリ学会の中で、リハビリを担当しているみなさんの中で問題化されていることは、患者さんが退院したあと、いろいろな事情によってリハビリ訓練をしなくなってしまい、それまでやったことがムダになってしまう例が少なくないことなのですが、操体法をとり入れることがここでも効果を発揮しているのです。

病院にいる間はある目標があって、この人のばあいにはなんとか車椅子で動けるようになるまで治そうとか、この人はもう少し動けるからなんとか杖を使って歩けるようになるのがゴールだとか、この人は杖だけではなく自転車にも乗れるしふつうになんでもできるというところまでをゴールにしようとかで、みんなそれに向かって一所懸命するのですが、そのゴールまでいくと「はい、ここでさようなら」ということになるわけです。

問題はここからです。退院したあともリハビリで治ってきた線からあと戻りしないよう、あるいはさらに上のゴールめざして家で一所懸命リハビリできればよいのですが、そうではないばあいがままあります。退院してしまうともうやることがなくなって、家に帰ると、車椅子まで乗れた人または杖歩行までできた人が、ベッドを用意されてそこへ寝て、食べて、ちょっと散歩する。しかし、ちょっと外へ出てみると、いままで元気だった人が突然杖なんかついて歩いているものだから、周りの人から奇異な目で見られたりする。病院の中では〝仲間〟がたくさんいてハリがあったが〝ジャバ〟に出るとどうも、というようなことがあって、やる気をなくして家にとじこもってしまう。そうなるとせっかく病院でやったことがみんなムダになるのです。そのムダになるのをどうしたら防げるか、あと戻りして寝たきりにならないようにするにはどうしたらよいかというのが、リハビリを一所懸命やっている学会での大きな問題なのです。

家族も、病院で一所懸命やっていたようなことを家で手伝えればよいのですが、道具とか施設とかがないから病院のようにはいかない。それを病院にいるうちから操体法を利用して、こういうふうな動き方をするといいよ、ということを本人はもちろん家族にも覚えてもらって、家に帰ってもやってもらうようにすると、それまでのリハビリがムダにならないし、さらによくなっていくことが期待できるわけです。しかも、病院にいたときのようにムリして動かすという方法ではなくて、ラクなほうに動かすということであれば、一人でもまた家族が手助けしてもやりやすいわけです。そういう意味で、いままでのリハビリというのは、専門的な機関で訓練を受けた後のアフターケアがしずらい、あるいは自宅で引き続き自分でリハビリしていくことが困難だという難点が一部あったのです。

一般に行なわれているリハビリのなかにも、操体法に近い動き、動きやすいほうを動かすというものもなかにはあるようなのですが、どうしてもムリして動かすというのがやはり主流です。ほんとうに動かなくなったばあいには、ムリして動かさなくてはいけない、筋力の落ちた部位や動かなくなった関節は動かさなくてはいけないということももちろんあるのですが、そればかりではなくて、動きやすいほうを主にやっていくという手法をもう少しとり入れたほうがよい。動くところから動かす、動くところに注目するということです。たとえば左手が麻痺して動かないとき、右手が動くのだったら右手を一所懸命動かす、それでもよいのです。そして左手全体は動かないがその指先なら少し動く、というときにはそこを動かす。指を伸ばすのができない、しかし曲げようとするとちょっとだけは動く、というのだったら、それをするのです。そうするとしだいに他の所も動くようになるのです。これが早道だと思います。

誤解を避けるためにひとこと強調しておきますが、動かないところを多少ムリして動かすということを全然しなくてよいというのではありません。動かないところをリハビリ器具などで他動的に動かすということは、これも重要なことなのです。固くならないようにするためには重要なことなのですが、それプラス〝動きやすいところから攻めていく〟という方法もやったほうがよいだろうということです。

リハビリ訓練は、患者さんが自身自分に厳しくないとだめだし、施すほうもかなり叱咤激励してやる部分もあります。けっこう痛い思いをしながらやるのですが、もう少し詳しく運動分析して、痛いところをムリに動かすにしても痛くない動きを見つけたほうがよい、そういうことをリハビリにとり入れていくヒントを与えることができるのが操体法であると私は考えています。

2 「頑張るリハビリ」から「逃げるリハビリ」へ

とにかく動きやすいほうから

たとえば片麻痺の脳卒中の人は、歩く訓練をするばあい、上がる足、歩きやすいほうの足を上げて歩くのがよいのです。これは、麻痺している足を使うなということでは必ずしもありません。麻痺だから必ずしも使えないとは限らない。麻痺している足だろうとそうでない足だろうと、歩いてみて右足なら右足が上げやすかったらそれを主に上げて歩く訓練をする。手の振り方も同様です。上がるほうの手を振る。そうすると重心をとりやすく、本人は歩きやすくなる。それで実際の歩き方も早くよくなるのです。はじめは、ひどいびっこにみえるのですが、腰を曲げてでもいいからびっこひいて歩こう、としたほうがよく歩けるのです。そういうふうに二〇～三〇メートルも歩いていくと、隠そうとしてなんとかうまく歩こうとして歩き出した人よりも、悪いところをそのまま歩き出した人のほうがきれいに歩けるのです。やってみてください。

それは実際に障害のある人でも、いちばん歩きやすい歩き方でびっこで歩いてごらんというのと、何とか上手に歩こうと麻痺を隠して歩いてみようとするのとでは、やってみればその差がすぐわかります。

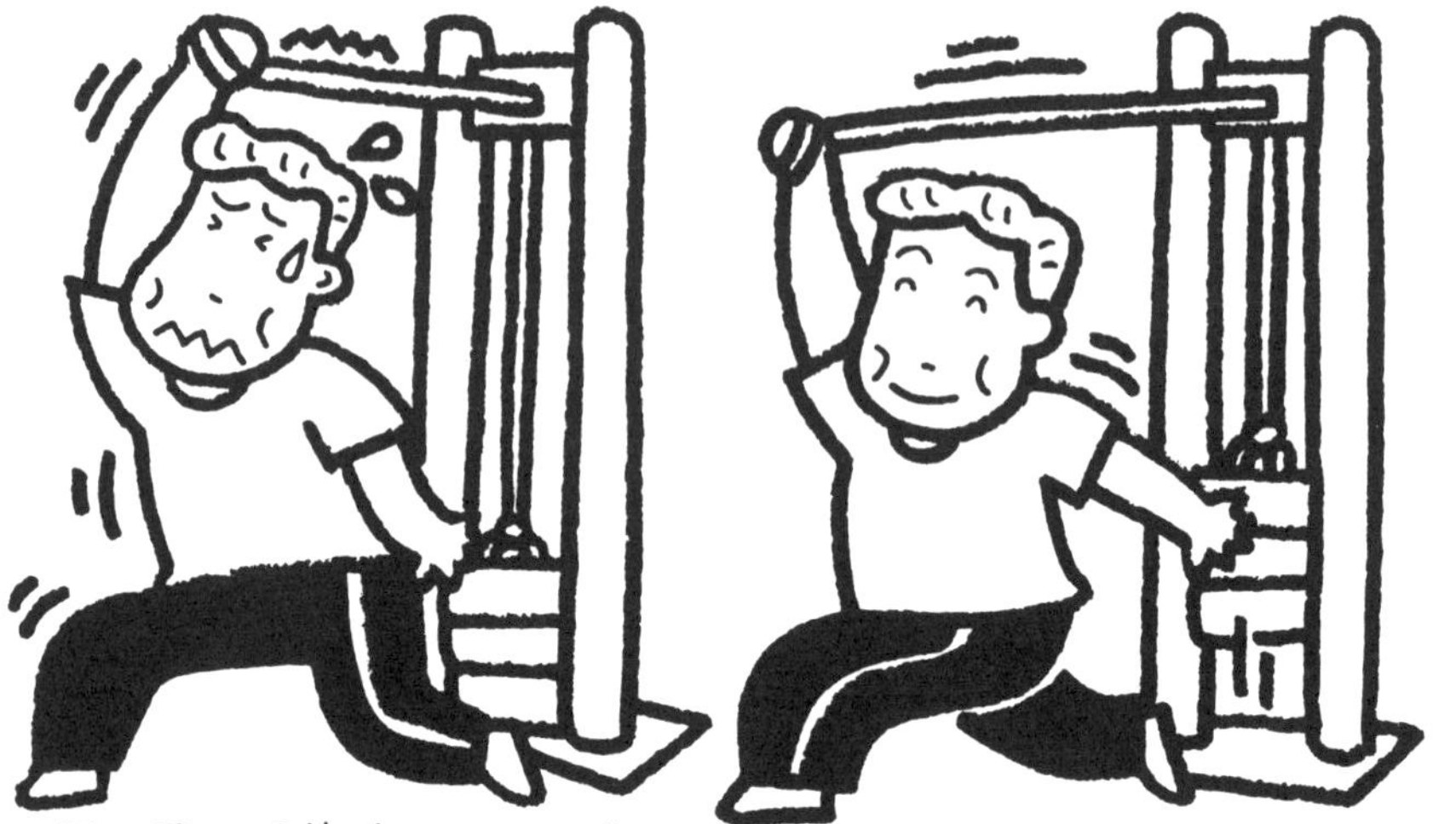

ふつうの人でもそうです。障害があって歩きにくいというとき、隠そうとしたのといちばん歩きやすい歩き方にしたのとでは、悪いところを隠すよりも出してしまったほうが気楽です。からだ自身もそうだし、心もラクです。

姿勢のちがいで効果もちがう

それともうひとつ、姿勢の問題があります。

たとえば、以前私がもっていた患者さんで、糖尿病があって脳梗塞を起こして片麻痺という人がいました。だんだんよくなってきたのですが、重錘・滑車訓練器の練習（八四ページ参照）をするときに足の配りはどうなっているかというと、練習する腕と同じ側の足を前に出して、フウフウいいながら練習しているのです。

つまり腕の動きだけでやっているわけです。そうではなくて、右腕でやるときは左側に重心をかけてちょっと足を出すようにすると、ムリがなくできるのです。

ちょうど野球で球を投げるときの動作です。動かす手と反対の足を前に出して、重心にする。そのほうがムリがないし、腰も悪くしません。そういうことを本人にいうと、「ああ、このほうがやりやすい」といってやっています。操体法的な動きを考慮しないばあいと比べて回復が早まったかどうかは本人では比較できませんが、いままでは動かなかった指も腕も動いています。

みんなムリしてやっており、またムリすることがよいと思っているのですが、それを、操体法をつかっていけば本人のムリももちろん少なくなると同時に効果が上がる。さらにリハビリを施す側もラクになります。

たとえば、看護助手さんということで看護師さんを手助けして、おむつの世話から体位変換、大小便のときの介助までをしてくれる人が私どもの病院にいっぱいいるのですが、その人たちも操体法にはずいぶん関心をもってくれています。その人たちは自分で寝たきりの人などを持ち上げたりするときに腰を悪くするので、関心をもってくれているのです。それがどういうふうに足配りをして患者さんを起こしたらよいか、といったかたちで介助のときに生きてくると思います。

もう少し休み休み行なうリハビリへ

「頑張るリハビリ」から「逃げるリハビリ」へということでもう一点つけ加えると、もう少し休み休みやったほうがいいということがあります。

力を入れて筋力をつけるのにも汗びっしょりになるまでやっているわけですが、もっともっと休み休みやったほうが筋肉にもよい、疲れも早く回復する。だから私は、全力一〇〇で頑張るより六〇くらいやってはひと休みして、という感じでやるべきだと思います。

それはスポーツ科学的にも証明されていることで、たとえばあのカール・ルイス。一週間のうちに三日間は一所懸命練習するけれどあとの二日間くらいは一日はまったくフリーのお休み、もう一日はほんのちょっと練習するだけ、というように日常の練習のなかに十分休みを入れてやっているそうです。いままではマラソンにしろ日本のいろいろな球技にしろ、ムリにムリを重ねて、三六五日練習するのがよいといわれてきたのですが、そうではなくて、カール・ルイスのようにいま日本の一〇〇メートルの代表選手も一週間のうち二日間くらいは休みをとっている。そして一日の練習もずうっとやっているのではなくて、ある時間一所懸命やったら少しリラックスする時間をとる。そういう工夫をしているわけです。

リハビリにしても立ち直る時間をおいたほうが筋肉の疲労などにしてもずいぶん違うわけです。そういう意味で六〇％。がんばるにしても六〇％にしながらそれを積み重ねるというかたちにしたほうが、筋肉強化の面でもよいでしょう。

退院後たいせつなこと

このように、筋肉の回復ということでいえば、スポーツ医学のほうからもだんだん頑張りすぎないという方向へ近づいているのですが、操体法でいうと、さらに心とか、生活の仕方のようなところまでリハビリに結びつけて考えていきたいということがあるのです。

リハビリというのは本来、生活全体をとおして社会復帰するということです。個体全体がいかに以前のふつうに生活していた状況に戻れるか、そこに戻るために生活全体をどう律していくかという方向を考えるのがリハビリです。いままで一般にリハビリというと汗を流して動くことだというふうにとらえられていたのですが、これからはだんだん違ってくると思います。手が動かないから手が動くようにしてほしい、それがリハビリだという考え方がありますが、そうではなくて、たとえば動かないなりの暮らし方を身につける、そのなかでだんだん動くように努力を続けるという考え方です。

たとえば、いまN大学のリハビリの中心になってやってくださっている先生などは、患者さんが退院して自分の家に帰るとき、その家の構造をどういうふうに変えたら車椅子でうまく出入りできるかとか、トイレを車椅子からうまく使えるようにするにはどうすればよいかとか、時間があればその家まで行って、ときには家の設計士も一緒に行くなりして、家の改造の相談にのることまでしているのです。それは、私から言わせれば、その先生は本来のリハビリをめざしているから、知らず知らずのうちに操体法的な考えをとり入れているということになるわけです。

だから、リハビリというのは、医者もいれば理学療法士もいれば建築士のような人もいろいろいる。そしてもうひとつ大事なのは家族です。

リハビリの時間というのは午前、午後一時間くらいずつしかなく、あとの時間はあいています。だからリハビリの専門の先生にまかせっきりにするのではなく、入院しているうちに家族もきて、そのあいた時間を使って、ちょっと歩行訓練の介助をしてあげる。ベッドから起き上がることひとつにしても、どちらに起き上がりやすいかがあります。起き上がりやすいほうは右側なのだけれどベッドの向きの関係で左側に下りていた人は、なんとかベッドの位置を変えてあげるとか、どうしてもベッドの位置が変えられないときには、一回転して起き上がるようにすればラクな方向から下りられるのでその介助をするとか、いろいろあるわけです。

病後や術後の症状を治すのに操体法が役立ったという例もあります。

あるおじいさんは胃癌の手術をしたのですが、その病院は呼吸方法を教えてくれるということで、手術前に操体法の腹式呼吸の練習をしていたのです。術後もそれを続けたところ、術後の痛みも軽くて回復も非常によかった。呼吸方法ひとつとってみても、患者さんがふだんやっていると病気の治りもよいし、違うのです。手術した人にもいい。肺の疾患やぜんそく、慢性の閉塞性の疾患にしろ、吐く呼吸を主にするとよいのです。吸うのは、吐き切って自然に吸うていどでよい。そうすると呼吸しやすいのです。

私の知っているある先生は肺結核の後遺症で肺の呼吸する面積が非常に狭くなり、肺機能もずいぶんおちている。ふつうに歩くにもハアハアいって、ふだんは在宅用の酸素を吸っているのです。その先生が講演会場に行くと、壇上に上がるまではたいへんなのですが、それが話し始めるともうふつうの人以上に話すのです。なぜかというと、しゃべるというのは吐いている息なのです。吸いながらはしゃべれない、吐きながらしゃべっているのです。吐くことすなわちしゃべることは、慢性の肺疾患をもっている人にはとてもよい治療法になっているのです。

ですから、ふだんから吐く呼吸を意識して多くしたほうがよい。どこかとくに動かさなくても吐く呼吸をする、それだけでもずいぶんリハビリになるのです。ゆっくり吐きながら日常のリハビリにも使えば、もっと効果がでるというわけです。肺疾患の人でも呼吸方法を含めてするとよいと思います。操体法の橋本敬三先生の本（『万病を治せる妙療法』農文協刊）などにもありますが、ずうっとちぢんできて力を抜く、息を吐きながらずうっとちぢんできて力を抜くという動きも、肺疾患の人などにはよい療法です。

3　操体法はムリなくバランスのとれた暮らし方の手引き

「操体法」は仙台の橋本敬三先生が体系化されたもので、

動（からだの動かし方）
食（正しい食生活）
息（呼吸のしかた）
想（心のもち方）

の四点と、環境の面から私たちのからだのバランスをとって健全な生活をしていくにはどうすればよいかを教えてくれます。

もともと私たちのからだは、いつでもバランスをとろうとろうとしているのですが、生活の乱れが仕事柄ムリを重ねることが多い。そこからからだの歪みが発生するのです。

橋本先生は、人体の構造を図のように示し、後肢で直立したものを人のからだとしました。これは非常にうまく設計されていて、連動して動く。いっぽう、食、息、動、想、環境といった生きるための営みの法則に違反すると、形態的に、また運動力学的に歪みが発生するというのです。運動系の生理として、骨格の組合わせにズレが起きると、連結する筋に異常緊張が起きる。過剰運動では筋が異常緊張に陥り、それが緩解しないときは骨格の配列にズレが起きる。筋の異常緊張が持続すれば、これらを包接する軟部組織には内圧の変化が起こる。内圧の変化が起これば神経、血管、リンパ管系は、一次的には力学的に、二次的には生化学的に、アンバランスが生ずる。からだは、これを異常感覚として感じとる。それをそのまま放置すれば機能障害が起こり、器質的障害（器官が組織的に障害を受けたことが見た目にもわかる状態）へと進んでしまう、というわけです。

この歪みの発生をよりキャッチしやすくするのに、操体法の動診《どうしん》があるのです。動診とは字のとおり、動いて診《み》ることです。基本的な動きは三一ページ以降で図も使いながら説明しますが、これらの動きによって、異常感の起こるところがあったら、しめたものです。異常感を起こしにくいラクなほうへの動きをすればよいのです。これが歪みとりの動きの方法であり、さらに食、息、想を加えたライフスタイルの変更を実行すればよいのです。

次にそのポイントをまとめておきましょう。

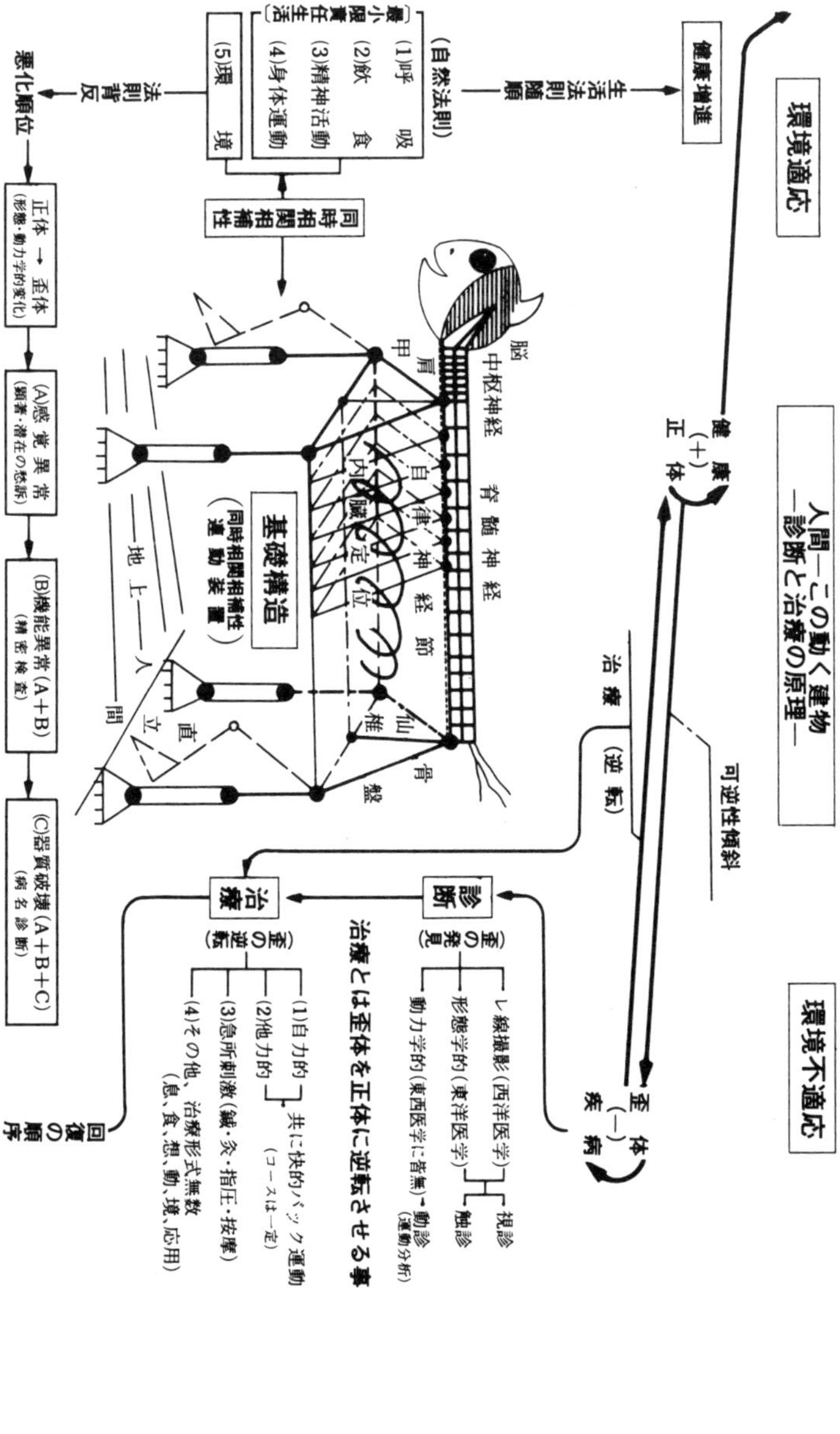

人間—この動く建物—診断と治療の原理（橋本敬三）
環境適応
人間—この動く建物
—診断と治療の原理—
環境不適応
健康増進
生活法則随順
(自然法則)
(1)呼　吸
(2)飲　食
(3)精神活動
(4)身体運動
(5)環　境
〔最小限責任生活〕
同時相関相補性
法則背反
悪化順位
健康(＋)正体
可逆性傾斜
治療（逆転）
歪体(－)疾病
脳
中枢神経
脊髄神経
肩甲
自律神経節
内臓定位
仙骨
椎
盤
基礎構造
(同時相関相補性運動装置)
地上—人間直立
診断
歪の発見
レ線撮影（西洋医学）
形態学的（東洋医学）
動力学的（東西医学に皆無）
視診
触診
動診（運動分析）
治療
歪の逆転
(1)自力的
(2)他力的
共に快的バック運動（コースは一定）
(3)急所刺激（鍼・灸・指圧・按摩）
(4)その他、治療形式無数（息、食、想、動、境、応用）
治療とは歪体を正体に逆転させる事
正体→歪体（形態・動力学的変化）
(A)感覚異常（顕著・潜在の愁訴）
(B)機能異常(A＋B)（精密検査）
(C)器質破壊(A＋B＋C)（病名診断）
正体←歪体（逆転）
感覚正常化（第1次消去）
機能正常化（第2次消去）
器質の変化停止・回復（最終正常化・停止・回復未了あり）
回復の順序

①動（からだの動かし方）のバランスをとるには…

＊自分で動いてみて、どこかおかしいところがないか自分のからだに聞いてみる。

＊おかしいところ、動かしにくい方向（異常感覚や違和感）があったら、ラクな気持のよいほうへ動かしてやる。

たとえば肩が痛くて腕が上がらないときは、痛みを感じ始めるあたりまで腕を上げ、そこから痛くない、ラクな方向へ、だれかに軽く抵抗を与えてもらいながら動かして、最後にストンと脱力する。これを数回くり返してみる。すると前よりも腕が上がるようになる。からだのバランスが回復し、動かしにくかった方向へもラクに動かせるようになるのである。これはやってみないとわからない。

＊からだの歪みを治すときは、足から治すのが原則。肩こりも首の痛みも足を動かしていると治ってしまう。これは、人間のからだは先の図のような建物が立ち上がった状態なので、足首、膝、股関節、腰にムリがかかりやすいから。上半身の歪みも主に下半身の歪みが原因。

②食のバランスをとるには…

＊動物にはその種に合った食べもの（食性）があって、口、歯の形がそれを示している。鳥のクチバシは草木の実や芽、小動物をついばむのに適し、ライオンの歯は獲物の肉をひきちぎるようになっている。人間には前歯、犬歯、小臼歯、大臼歯があって、多くは野菜や穀物を食べるのに適した門歯（前歯）や大小の臼歯である。肉を食べるための犬歯の数は門歯、臼歯の七分の一～八分の一なので、食生活もこれに合わせた割合がよい。近年見直されている〝日本型食生活〟はその一例といえ

る。

＊食のバランスの乱れの一例として肉食過多、洋風化に伴う成人病の増加と若年化がある。そのほかにも、食べもの、栄養が偏ることで免疫などからだの抵抗力が落ちる。このバランスをとり戻すことは、回復期の患者さんが多いリハビリではとくにたいせつなことである。

③息（呼吸のしかた）のバランスをとるには…

＊現代では吐く息の重要さが忘れられている。ゆっくり吐けば息は自然に大きく吸う。腹式呼吸の基本はよく吐くことである。しゃべることも、吐くことのよい訓練になる。

＊この腹式呼吸は全身の筋肉の緊張を緩め、機能改善の第一歩になる。また、肺気腫、気管支拡張、ぜんそくなど呼吸器疾患にとくによい。

④想（心のもち方）のバランスをとるには…

＊いま、どこが悪いここが悪いと嘆くより、少しでもよいところ、動くところがあればそのことを喜び、それを伸ばそうとしたほうがよい。あるがままの自分を受け入れて、そこから少しずつよくなろうと考えること。

＊リハビリでも、やる気のある人とない人では効果のでかたがハッキリ違う。やる気を出すためにも、よいところを見つけてそこを伸ばしていこう。

＊何ごとも休み休み、六〇％でいこう。一〇〇％をめざしてあせると、かえってからだにムリをさせてしまう。初めから一〇〇できることは少ないのだから、六〇できればありがたいとする心がまえ

が肝心。感謝、感動、笑いや楽しみごと、好きな時間も心のバランスをとってくれます。日常で、なるべくそんな時間を工夫しませんか。

こうしたことに気をつけていると、一人ひとりのからだのバランスのくずれや、くずれかかっているものが回復しやすい状態になるのです。あとはからだの回復能力（自然治癒力）の働きにまかせましょう。そのための条件づくりの方法を操体法と呼ぶのです。

操体法の理論と実際については、左記のような本が出ています。

『万病を治せる妙療法』橋本敬三、『写真図解　操体法の実際』橋本敬三・茂貫雅嵩、『ひとりで操体法』橋本敬三・小崎順子、『誰にもわかる　操体法の医学』橋本敬三、『職業にあわせた操体法』金井聖徳、『腰痛を治す操体法』金井聖徳、『子ども操体法』武田忠（以上農文協刊）、『体の設計にミスはない』橋本敬三、『操体法写真解説集』橋本敬三・川上吉昭、『操体法治療室』三浦寛・今昭宏（以上柏樹社刊）、『生体の歪みを正す』橋本敬三（創元社刊）、『ふれあいのふたり操体』中川重雄（ＪＩＣＣ出版局刊）。

実 際 編

リハビリ操体法の実際

第1章 覚えておきたい 操体法の基本

1 操体の基本運動

「操体法」の動きには「操体の基本運動」と「操体の基本型」というものがあります。

基本運動とは、からだ全体を柔らかく、しなやかにバランスをとる体操で、いわば操体法の動きのベースになる運動です。ラジオ体操より簡単で、短時間でできます。外形はふつうの体操と似ていますが、息の吐き方、重心の置き方、力の入れ方などが、操体法の理屈＝人体の基礎構造と運動系の力学的分析の理論にのっとって行なわれるように設計されています。

リハビリの初期の人には全部できないと思いますが、だんだん回復してくるに従って、また退院してからなど、自分の体を動かせる程度に応じてぜひ実行してみてください。年齢、性別、リハビリの回復度によって遅い早いはあっても必ずからだが柔らかくなり、軽い障害の人では前屈しても手のひらが床にピタリとつくようになります。

あらゆる動作を必ず呼気で（息を吐きながら）行ない、ハズミをつけずゆっくり、ムリせず、行なうのがポイントです。以下、橋本敬三先生の『万病を治せる妙療法』から引用（一部加筆）させていただきながら説明いたします。

基本運動 1

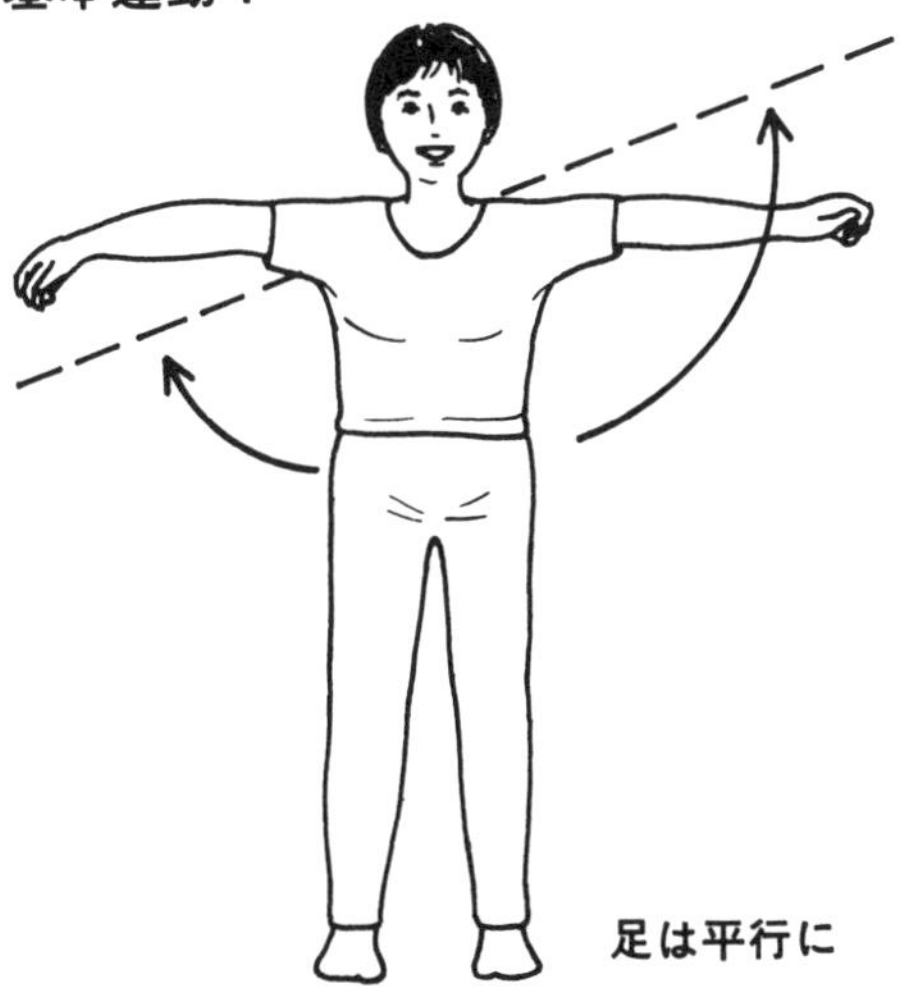

足を腰の幅だけ開き，腰と背骨をゆったりと伸ばして直立。眼は正面の一点をみつめる

ゆっくりと静かに両手を水平にあげる。ひと息したらバサーッと両手を落とす **（3～5回）**

※どちらか上げにくいほうがあるかもしれない。そのときは，そちらの側の足に重心をかけるとよく上がるようになる

基本運動 2

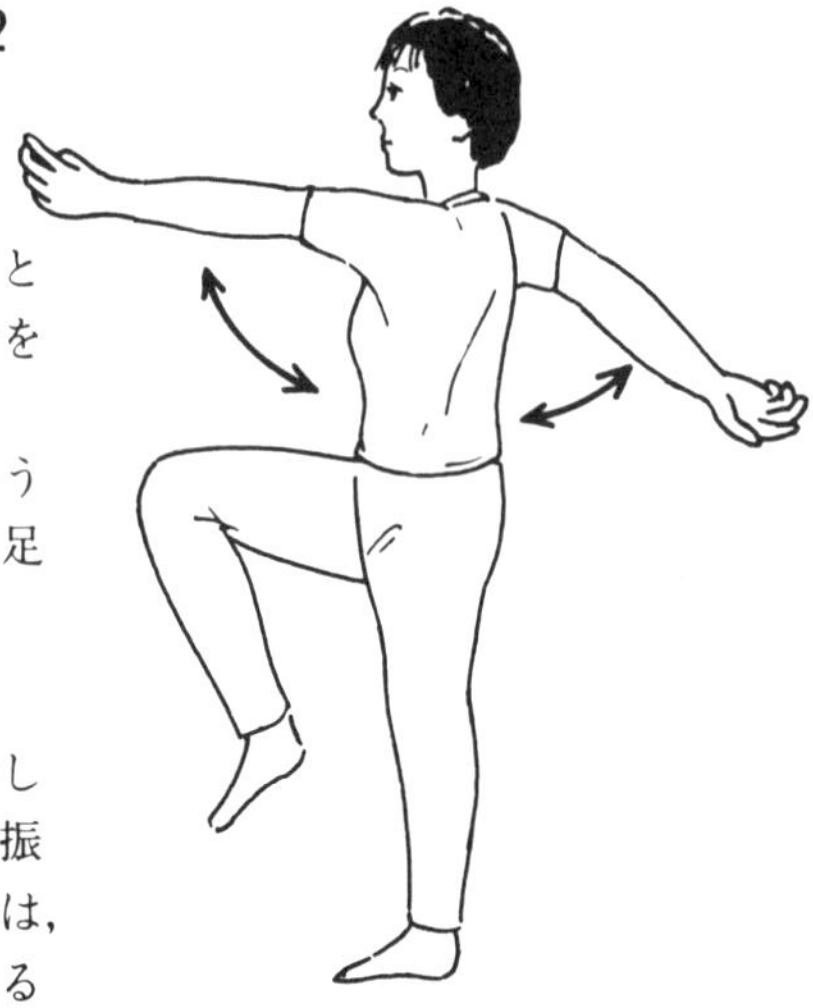

正面の一点をみつめ，両足をピタリとつけ，尻をグッと後にひき，膝と背骨をピンとまっすぐに伸ばし，あごを引く

膝を直角になるほど高く上げ，足のうらで床に平らにつくよう強くドンドン足踏みする。このとき手は大きくふる

（30〜50回）

足は親指側を意識し，手は小指を少しにぎるようにするとよい，力まずに。振れるほうの腕を振れる方向に振り，膝は，高く上がるほうの膝を上げるようにする

基本運動 3

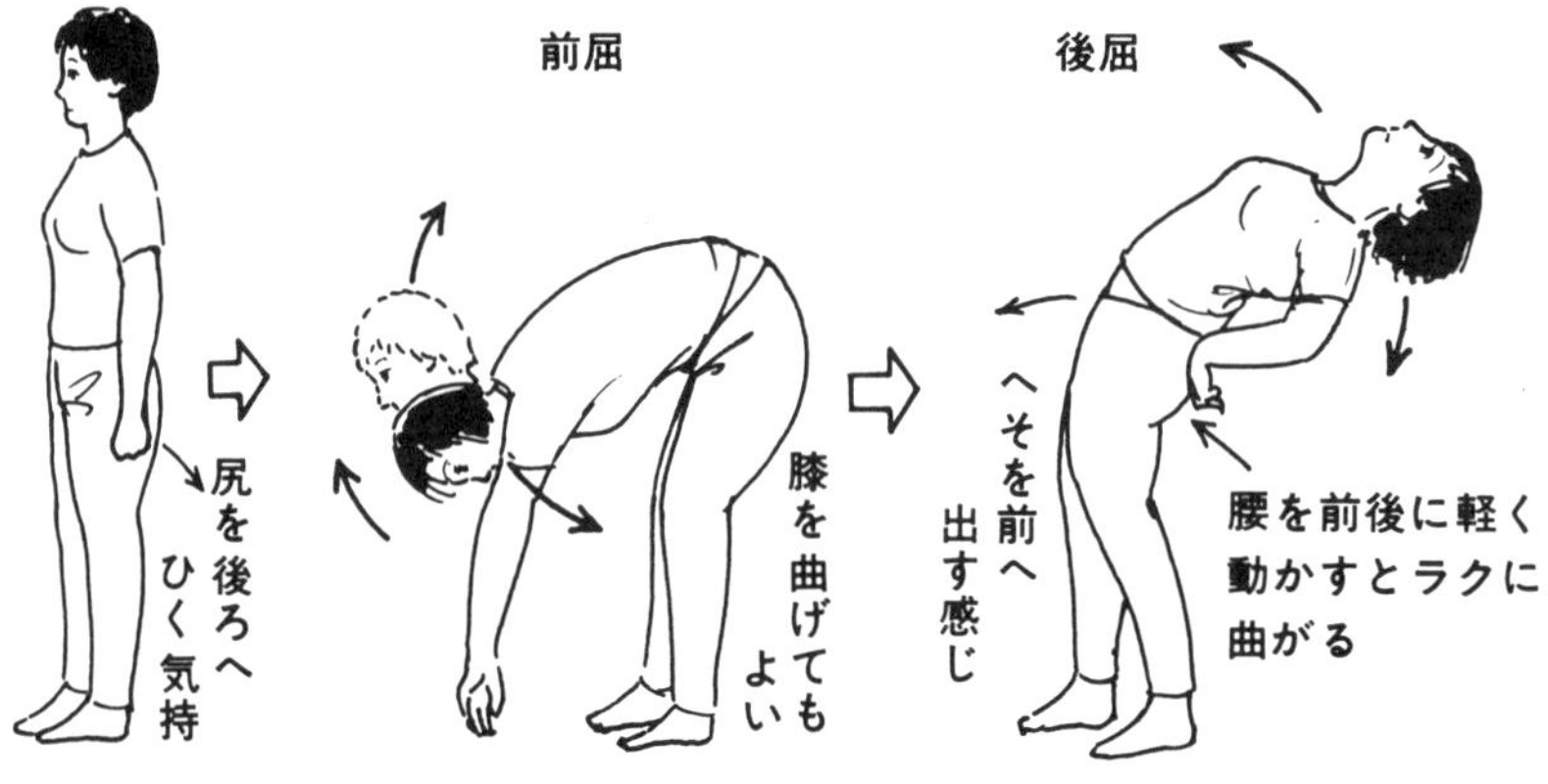
前屈
後屈
尻を後ろへひく気持
膝を曲げてもよい
へそを前へ出す感じ
腰を前後に軽く動かすとラクに曲がる

↑自然体で立ち，静かに上体を前に倒す。頭も手もダラリと下げる。ゆくところまででよい。ムリをしない。止まったところでひと息つく。からだを起こすときはまず顔を先に起こして，足うらで床を踏んで起きる

↑次にからだをうしろにそらす。止まったところでひと息やすむ。

苦しいのをムリに大きくそらすなかれ。回数が重なると，だんだん大きくラクに動いてくる

（3〜5回）

基本運動4

上体を横に倒す。倒れるほうの反対の足に重心を。左右どちらかやりにくいほうがあれば，反対のやりやすいほうを主にやると，やりにくかったほうもやりやすくなる。ムリするなかれ（3～5回）

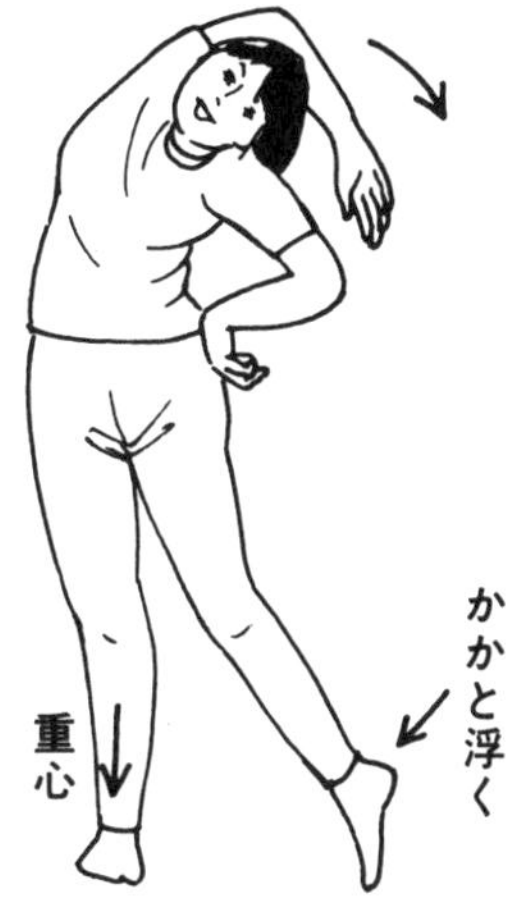

基本運動6

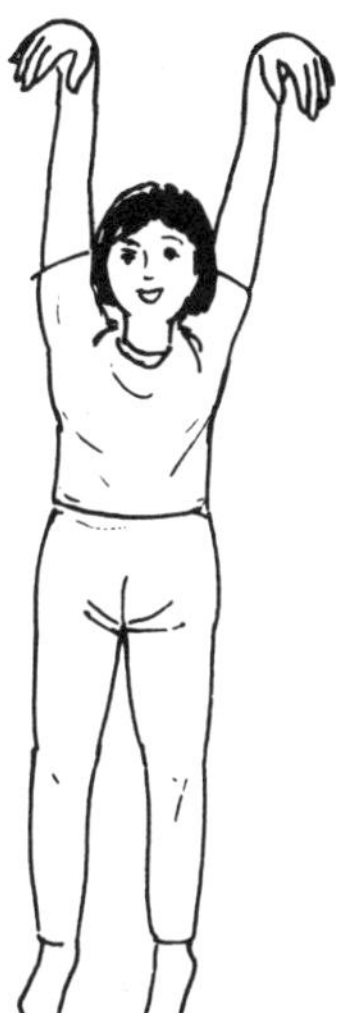

天と地に引っ張られるような気持で，爪立ちしながら両手を上に上げる。グラグラしないように。バサッとおとす（3～5回）

基本運動5

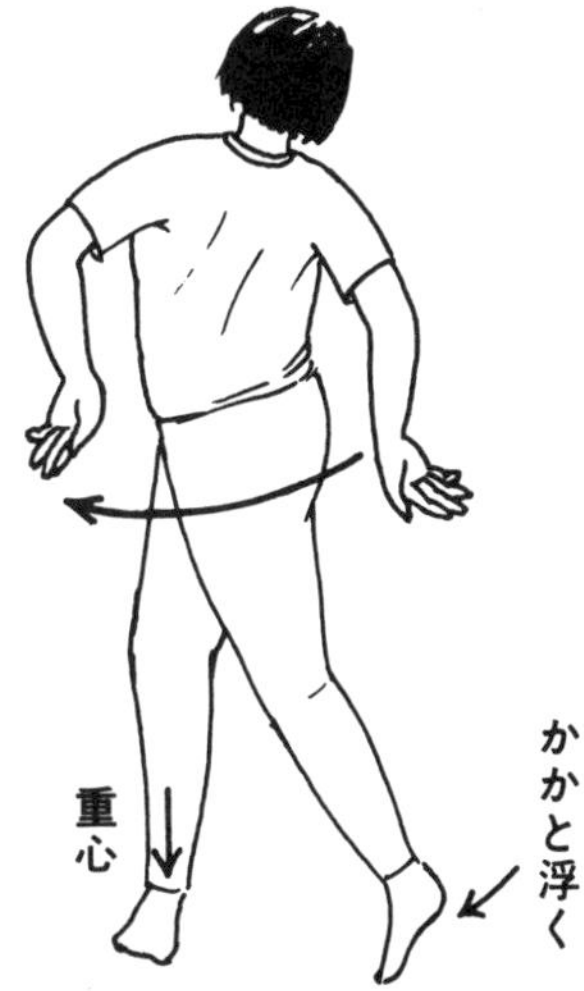

からだを横にひねる。ひねって顔の向くほうの足に重心をかける。左右交互にやる。向きやすいほうを主にやる。やりやすいほうは歪みを元に戻すバック運動になっている。やりにくいほうは，それ以上ムリするなという赤信号（3～5回）

2
操体の基本型

操体法による歪みとりは、足から治していくのが基本です。とくに基本型の1や2は必ずやり、他は時間の都合などで適宜とり入れてやってみてください。

基本型1

脚腰の痛み，ダルさの消去，全身違和の少なくとも半分はこれでよくなる

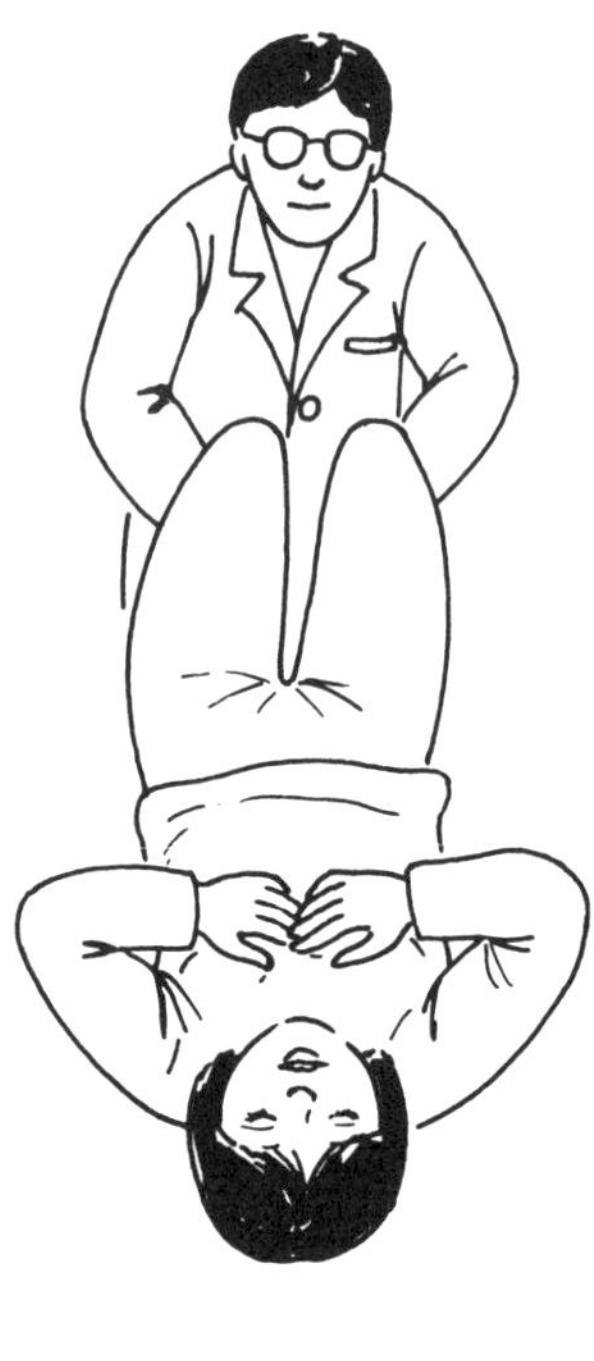

(1)からだから力を抜き，両手は胸におく
(2)両膝が軽く触れるくらいにして，膝を立てる(1/2屈曲)
(3)膝の裏側(下腿上部)屈曲部を横断的にさぐると，ものすごく圧痛のある筋緊張（グリグリ）にふれることがある。内圧に異常変化があるためだろう。

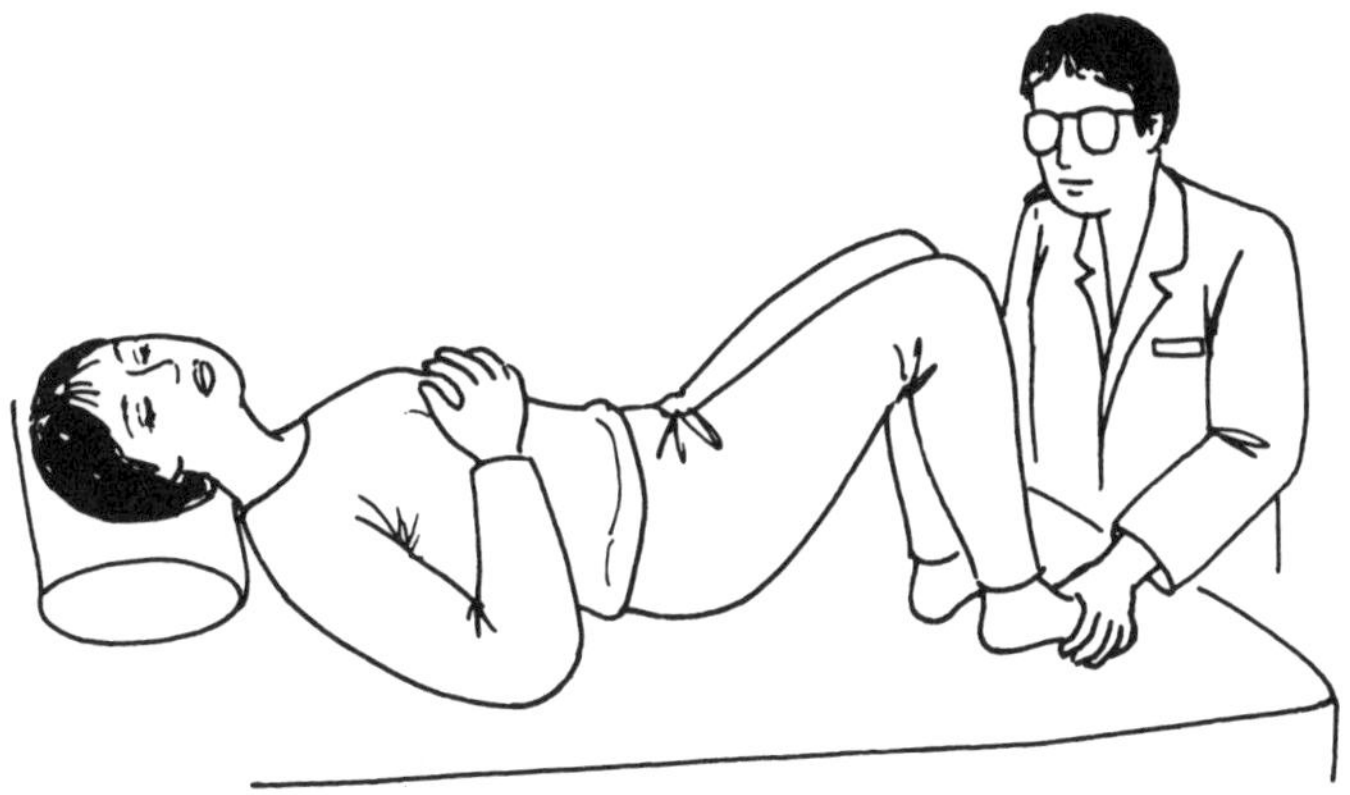

⑷介助者は両手を患者の足背部におく
⑸患者はかかとを支持点として，圧痛のあった側の足指をそり返らせ，足背部を徐々に持ち上げていき，介助者はそれに対して若干の抵抗を与えながら充分に持ち上げさせる。

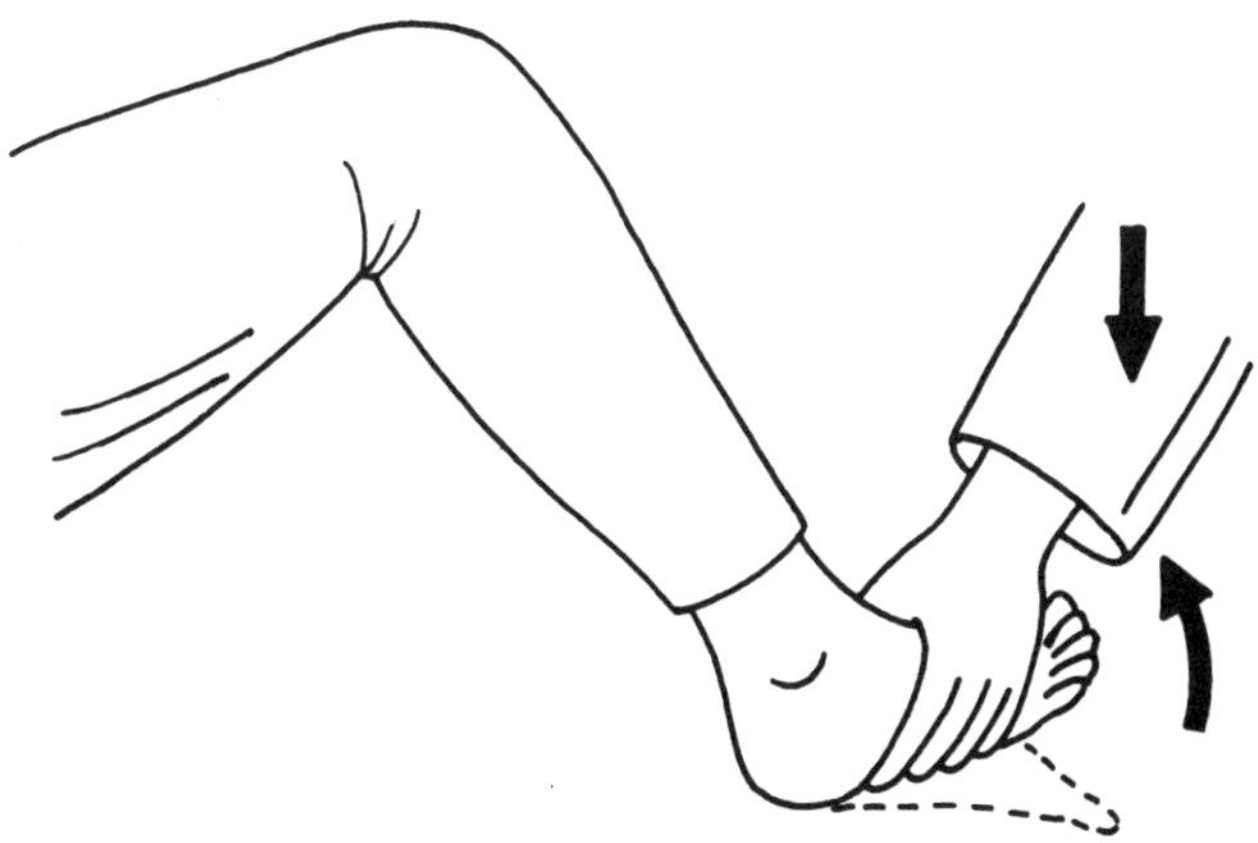

⑹持ち上げた足先を３～５秒間保持したあと，ペタンと脱力させる（**2～3回反復**）
圧痛のある筋緊張は消失する

基本型2

背・腰痛の消去

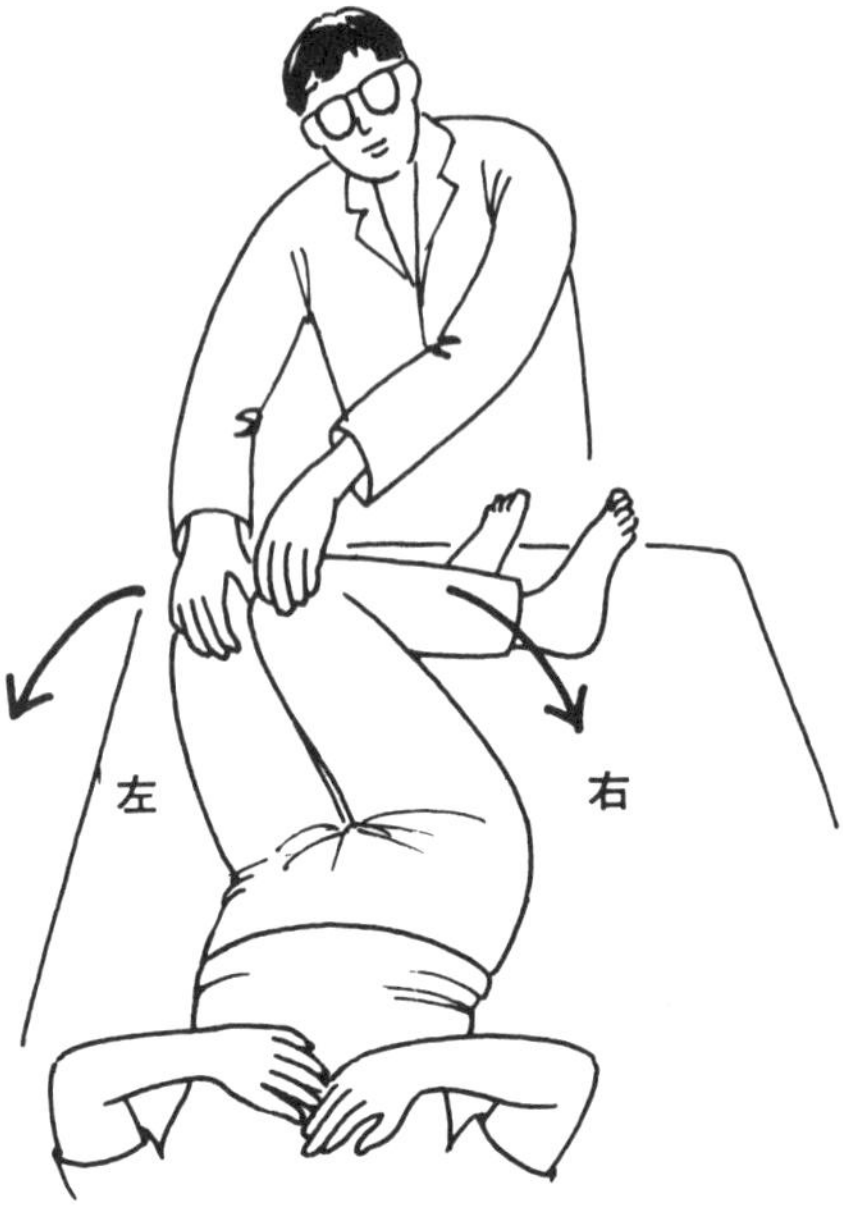

⑴患者はリラックスして両手を胸におき，膝を立てる
⑵介助者は膝頭を軽く押さえ，左右に倒してみて，その左右の感覚差を聞く。(左右のどちらがラクか，やりにくいか？)

↓

（かりに，膝を左に倒すのがやりにくい，違和感があるばあいは）

↓

⑶上図のように左に倒して違和感の生じた点(角度)から，右へ膝を立て起こし，さらに右に倒させ，それに対して介助者は軽く抵抗を与える
(患者は違和感の生じる部位から“のがれる”ような気持で動く)
⑷右に倒して膝が床面近くにきたら，3～5秒間保持し，瞬時に脱力させる　**(2～3回反復)**

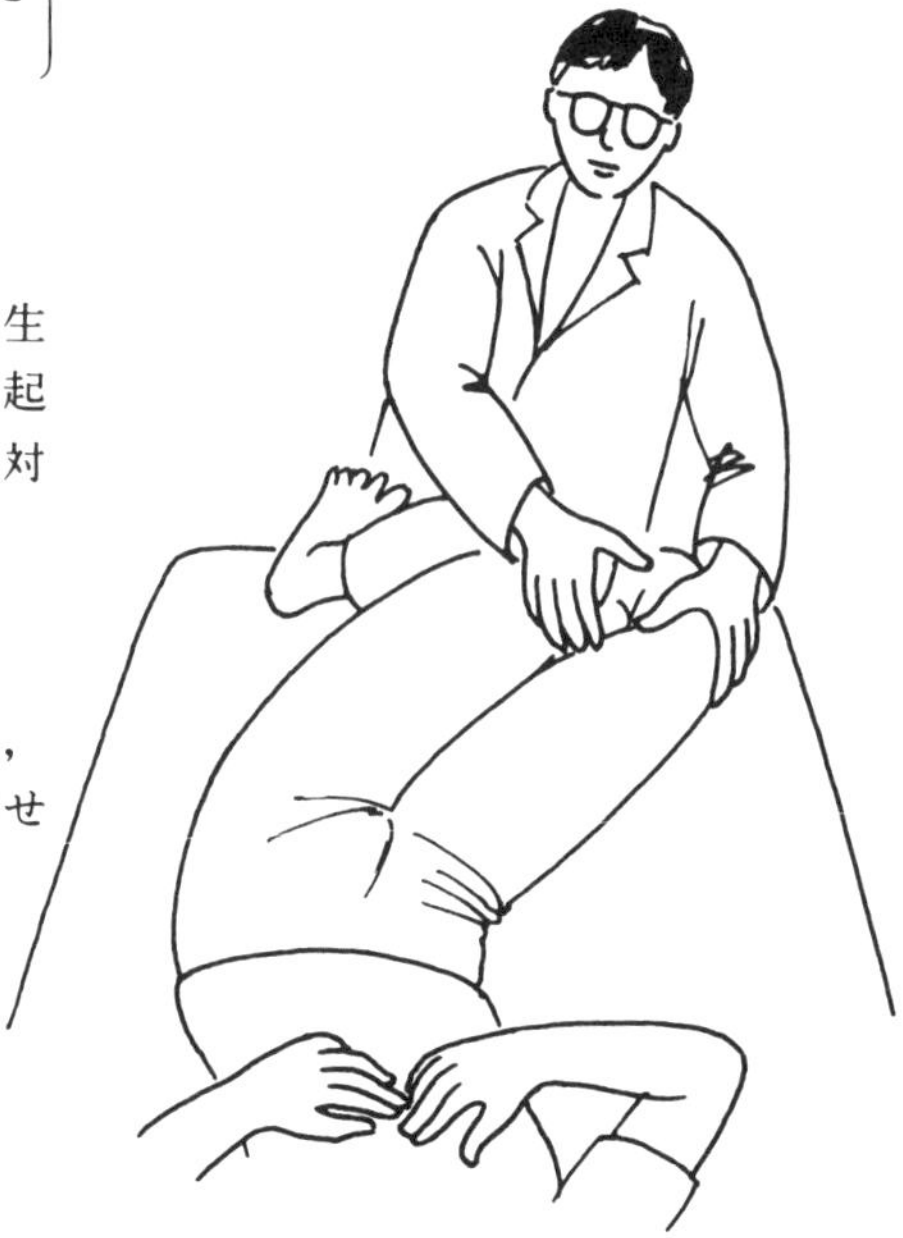

基本型3

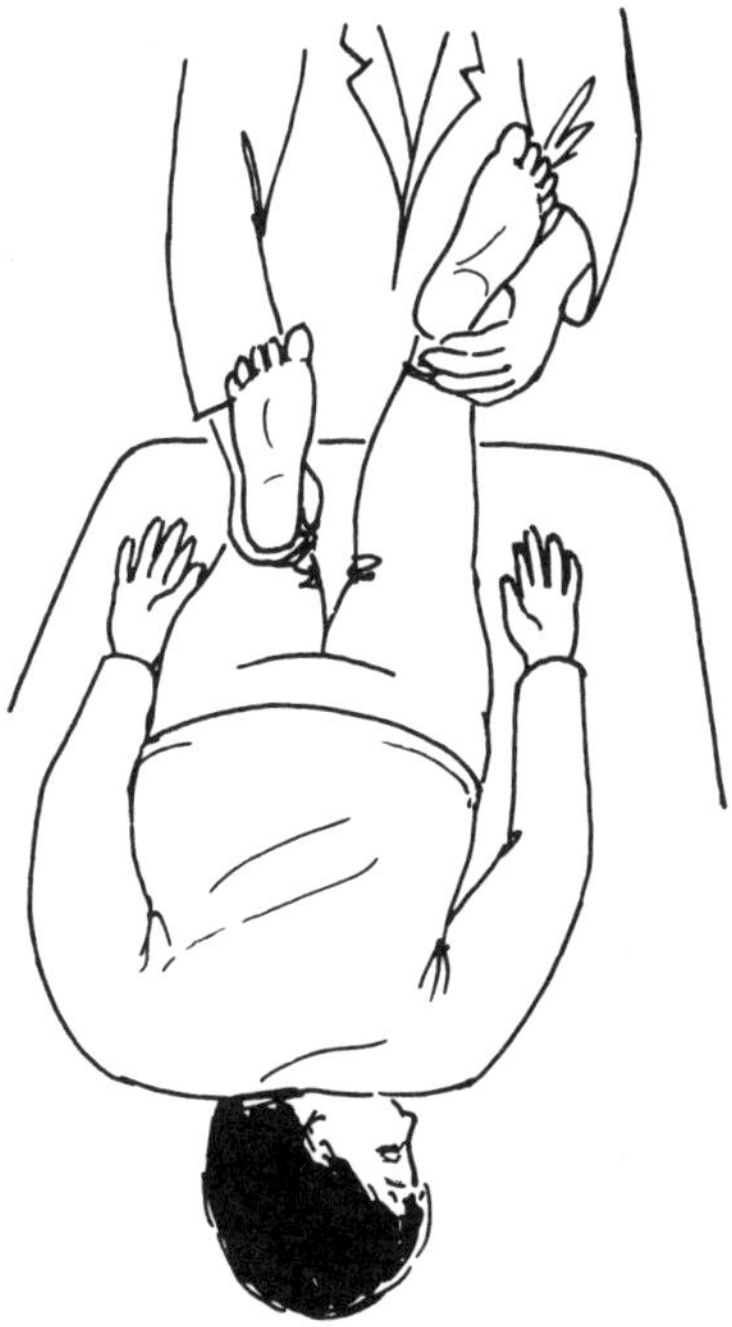

背痛・腰痛の消去

(1)全身の力をぬき，顔は向けやすい方向に
(2)介助者は足首の関節を持ち，膝屈曲を行ない，かかとをお尻につけるように押し倒し，その左右の違和感を聞く（膝屈曲による苦痛，圧迫，突張り感が腰・膝・大腿部に生ずる）
(3)かかとがお尻につかない人の大多数は肉食過剰者で，スポーツ選手に多い
(4)人間は足を土台にして立ち動く。足の歪みは全身の歪みをつくる

●かかとがお尻につかない
●かかとはつくが，動きがなめらかでなく，ぎこちない。抵抗感がある

↓

このばあいは次のページの動作を

（イ）

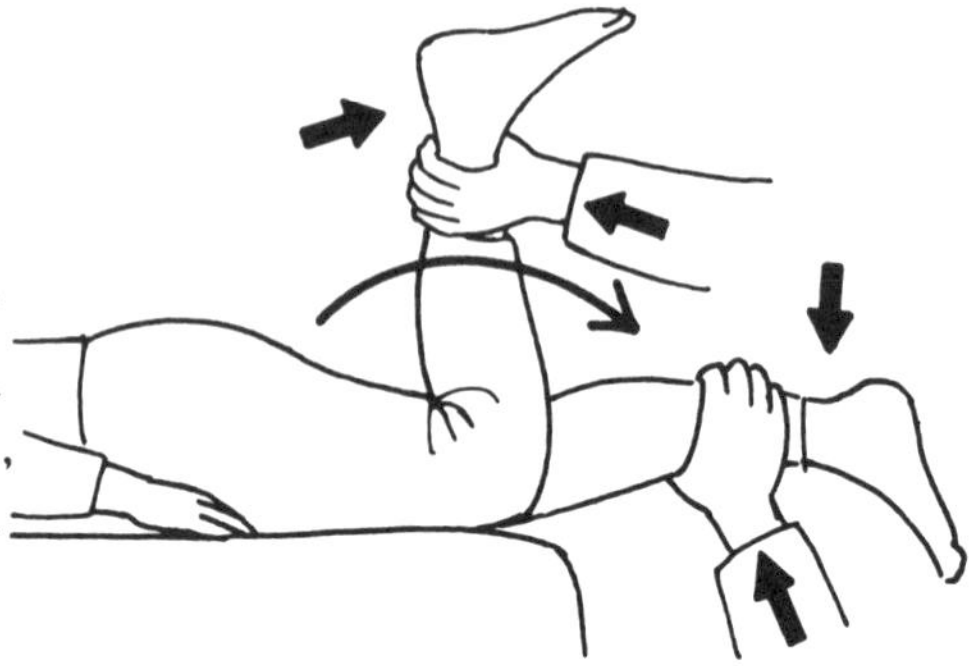

膝を曲げた位置から伸展を行なわせ，介助者は足首を持ち上げるようにしながら抵抗を与え，下肢が伸びきった３～５秒後に瞬間脱力させる

（ロ）

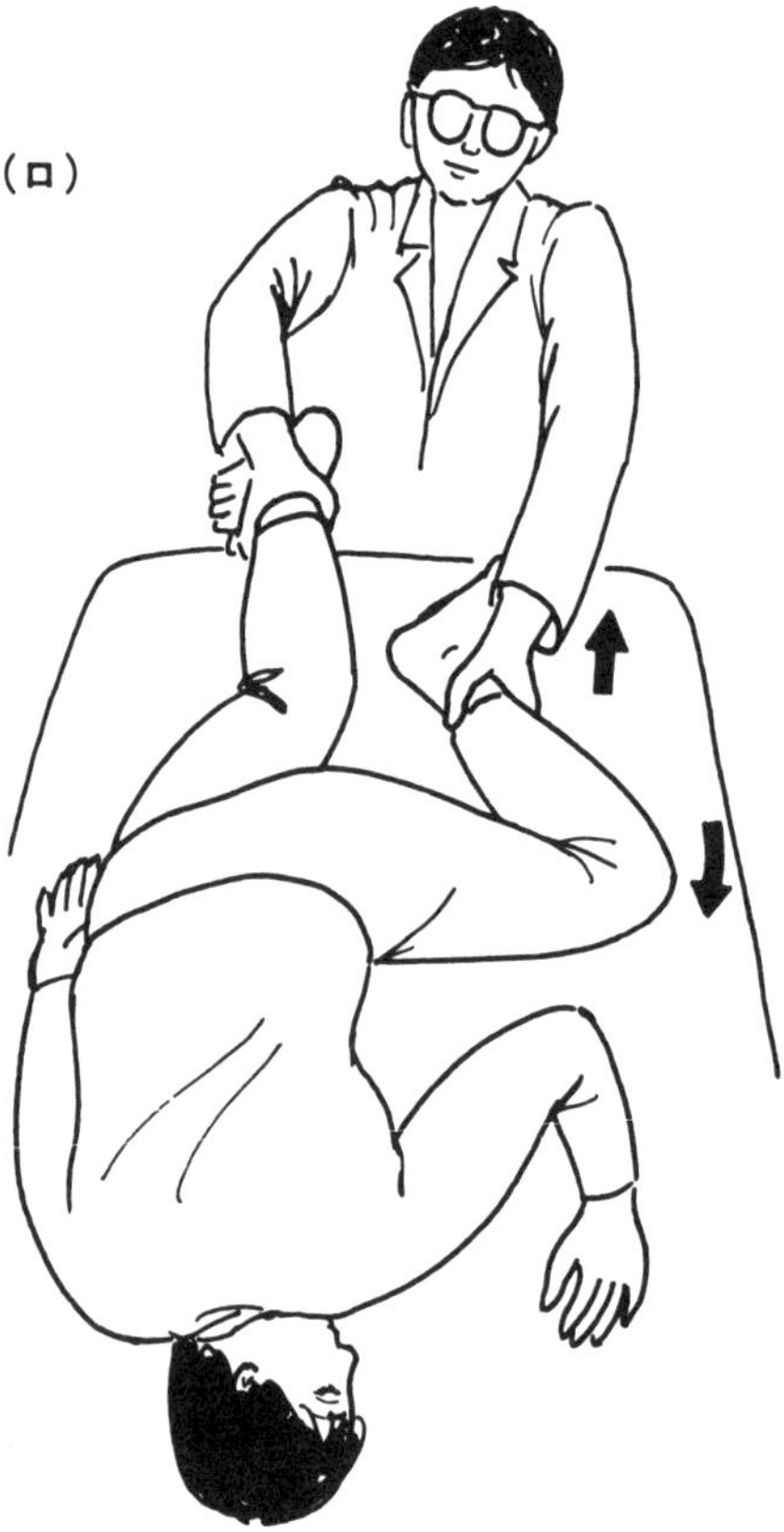

膝頭を体側にそって上に上げさせ，介助者は足首を持って抵抗を与え，かかとが他方の膝まできた３～５秒後に瞬間脱力。これでもう一度かかとをお尻につけてみる。つくようになる。つかなくとも前よりよほど曲がるようになっている

基本型4

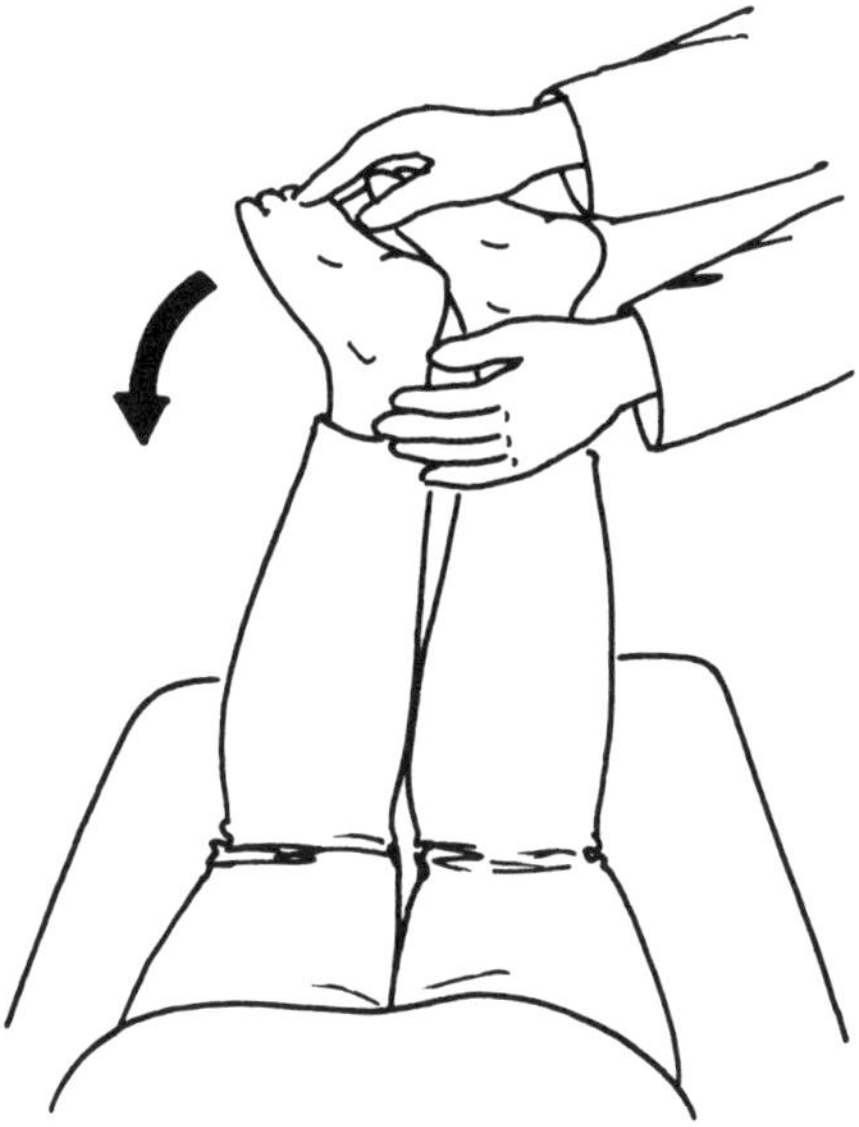

(1)両膝・かかとをそろえ，それぞれ直角とし，介助者はかかとと足先をつかみ，かかと部を軸にして足先を左右に回してみる

↓

左右のどちらがラクか，やりにくいか？

↓

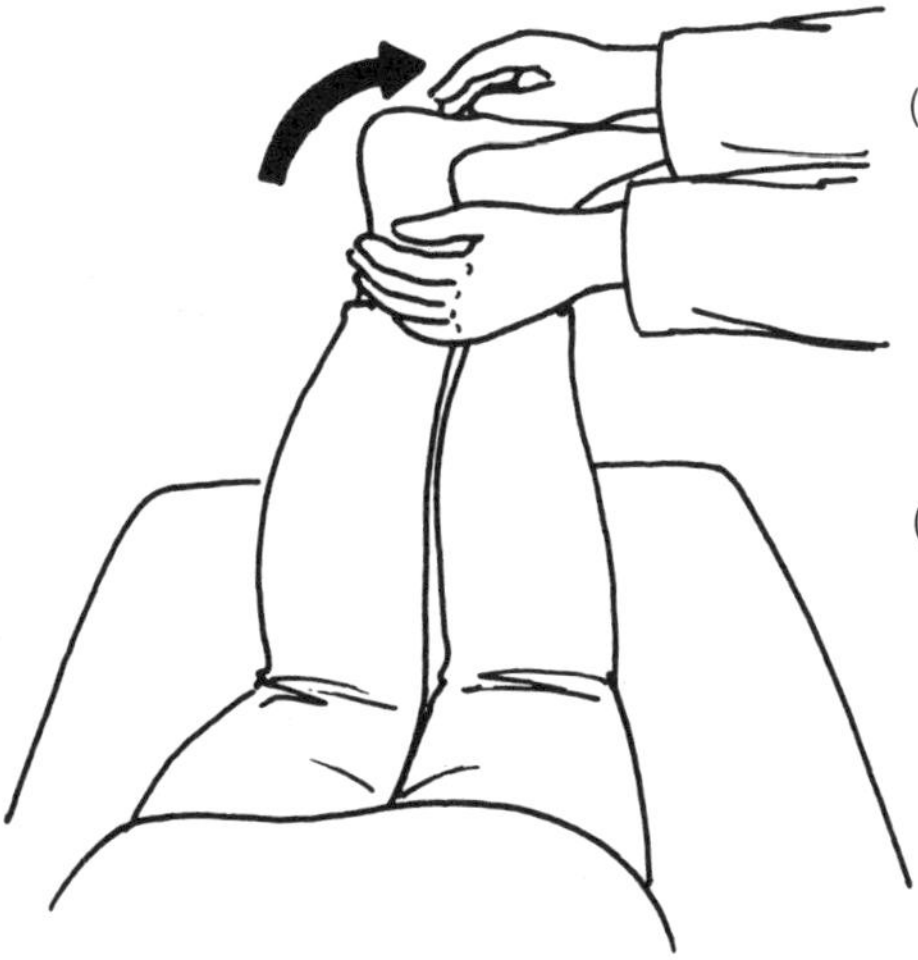

(2)左右の回旋のどちらかに違和感があれば，その反対方向（気持のよいラクなほう）に回旋させ，介助者はこれに軽く抵抗を与え，3～5秒後に瞬間脱力

（2～3回反復）

(3)骨盤が動いて変化するのがよくわかる。婦人科や泌尿器科の疾患によく効く。骨盤が動いて元に正されると脊柱がひとりで動いてよくなる。**一つ一つの椎骨に局所的処理をしなくてもよくなる**

基本型 5

頸部痛の緩解・消去

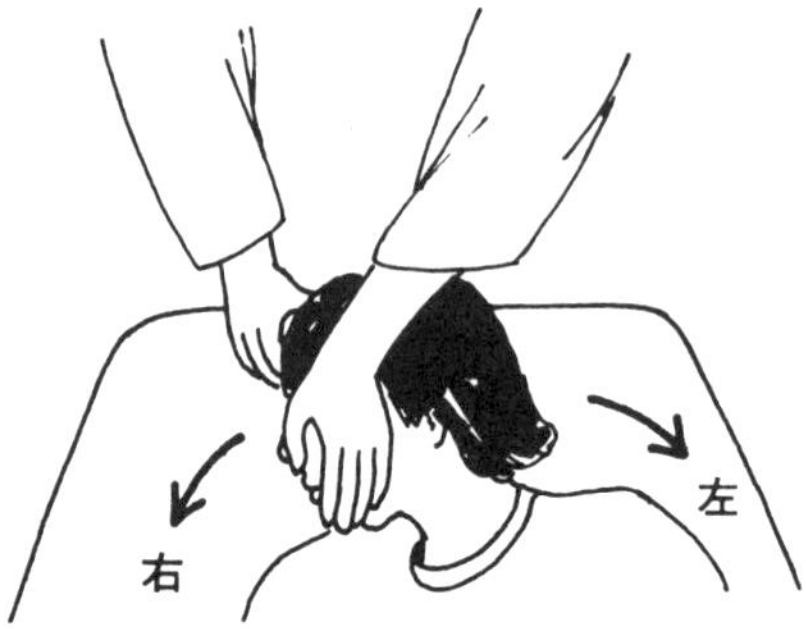

(1)介助者は，患者の頭部を左右に回旋し，その左右の感覚差を聞く（左右どちらがラクか，やりにくいか）

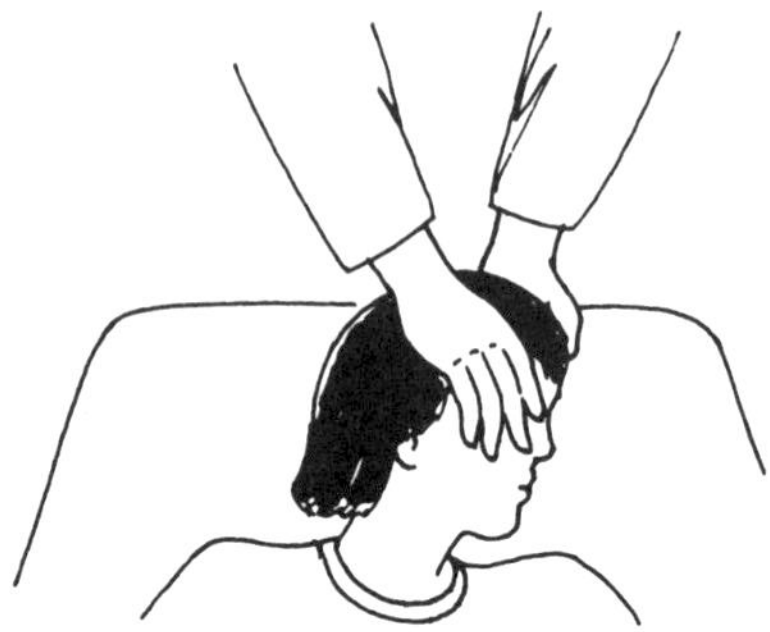

〔かりに左回旋で違和感があるとき〕

(2)違和感の生じた角度から，右回旋を行なわせ，介助者はそれに軽い抵抗を与える

(3)右回旋が最高点となった3～5秒後に瞬間脱力

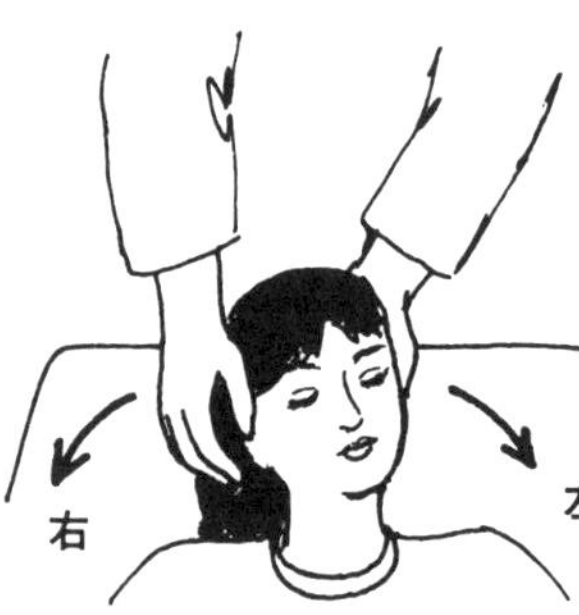

(4)介助者は両手で側頭部をつかみ，左右傾倒を行ない，左右での違和感を聞く

〔左に倒して違和感を生じたとき〕↗

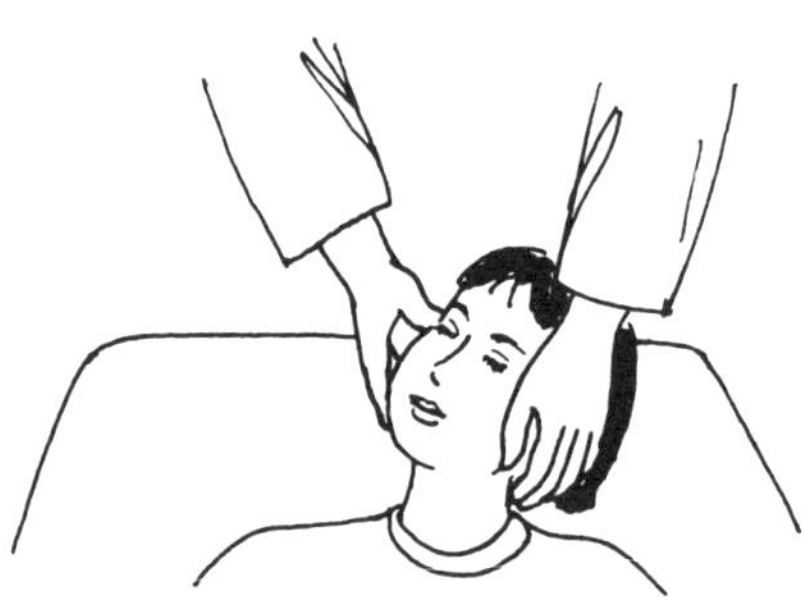

(5)違和感の生じた角度から右傾倒を行なわせ，介助者はその動きに軽く抵抗を与える

(6)右傾倒が最高点となった3～5秒後に瞬間脱力（**2～3回**）

基本型6

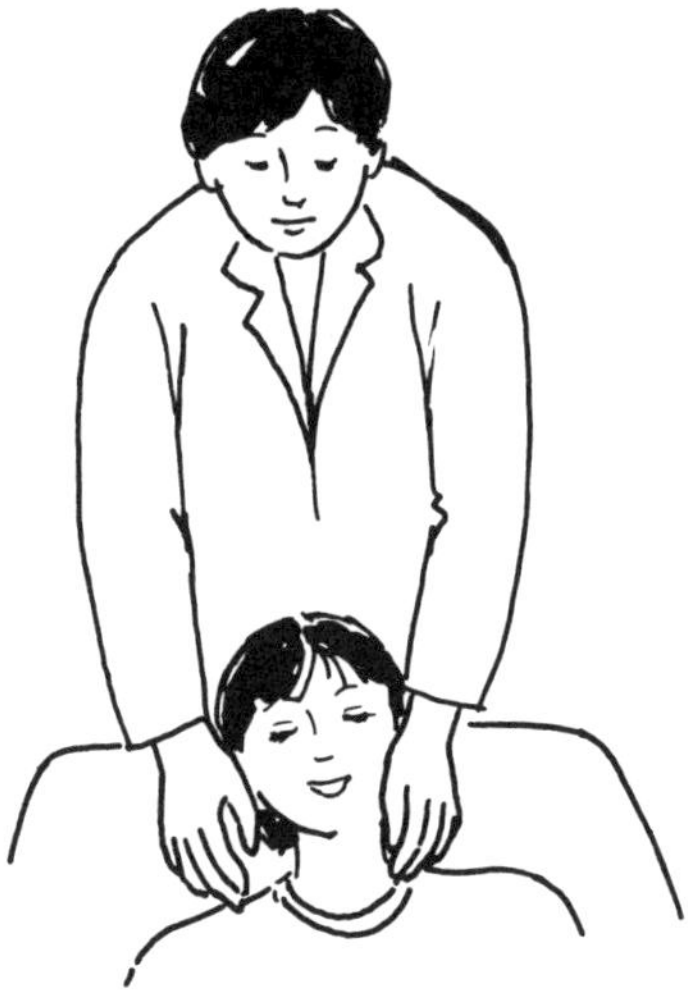

首から上の病気すべて。頭痛，耳鳴，メマイ，目，鼻，歯，口腔，上気道の疾患によい。これをやらず専門の治療を受けても効き目はうすい。合わせてやってもらうことが望ましい。どこか一カ所苦痛を覚えたら指圧してみて最大圧痛点をみつけ，指を離さずに，自らいろいろ運動を試み，痛みが消去する運動をみつけ，くり返すとよい。痛みから逃げること，これが整復コースである

(1)頸部に中指を当て，胸鎖乳突筋の後方を探ると，頸椎の形態異常や硬結･圧痛があり，棘突起(首のまん中)・横突起(横)のひずみにふれる

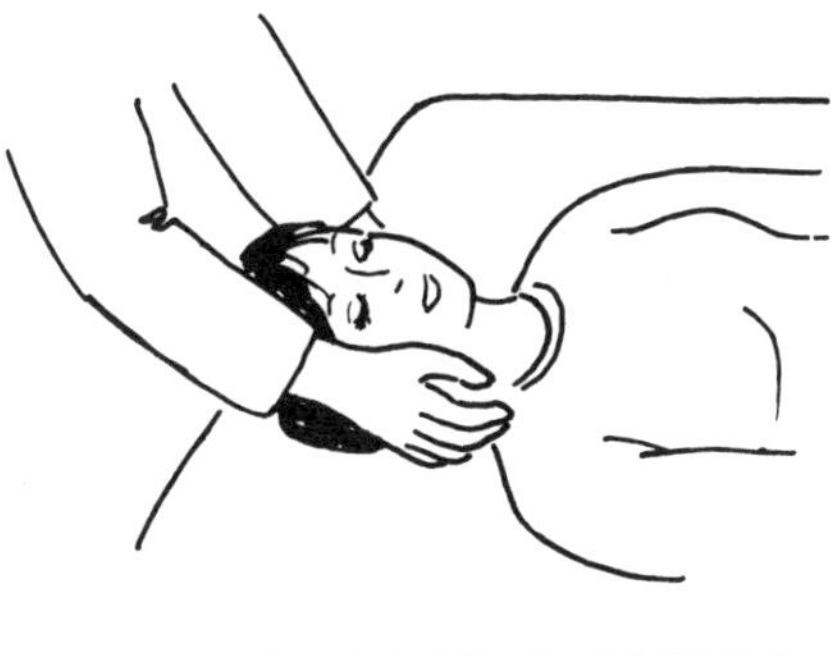

(2)硬結・圧痛があれば，あごを突きあげ，胸をブリッジのように思い切り張らせ，硬結・圧痛方向に，(イ)顔を回旋させる，または(ロ)頭を傾倒させる，(ハ)回旋と傾倒を同時に行なわせる

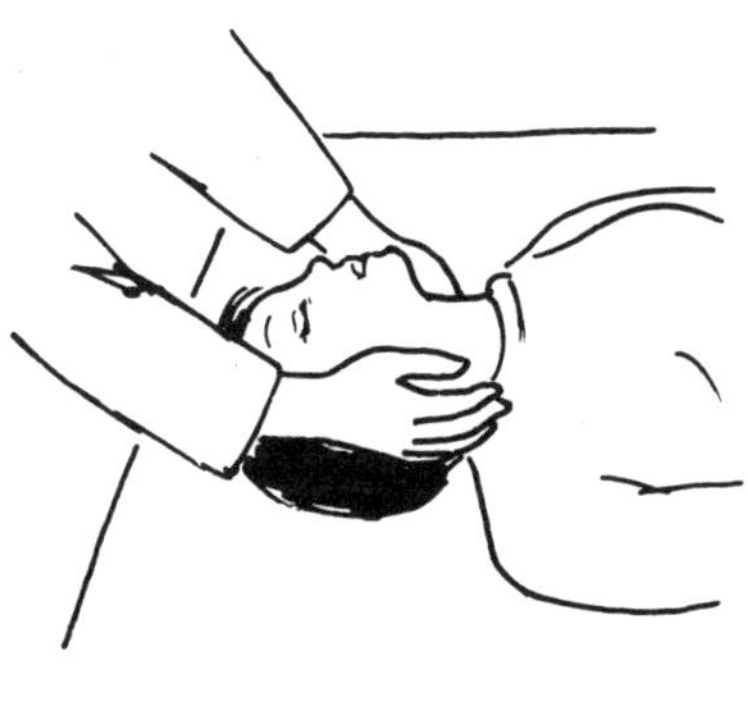

(3)介助者は患者の頸部をしめないように頸椎部に手をかけ牽引し，3～5秒後に瞬間脱力（**2回反復**）

基本型7

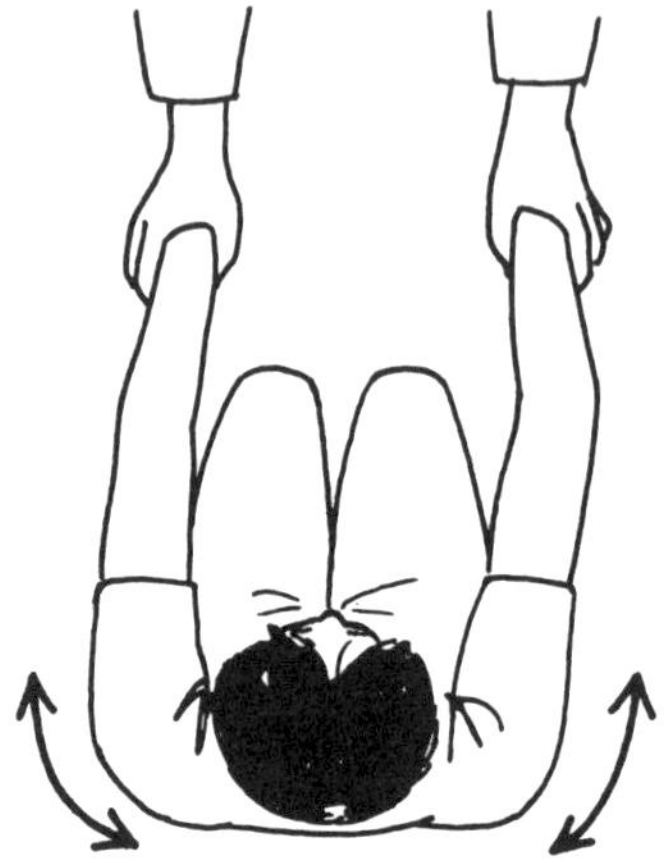

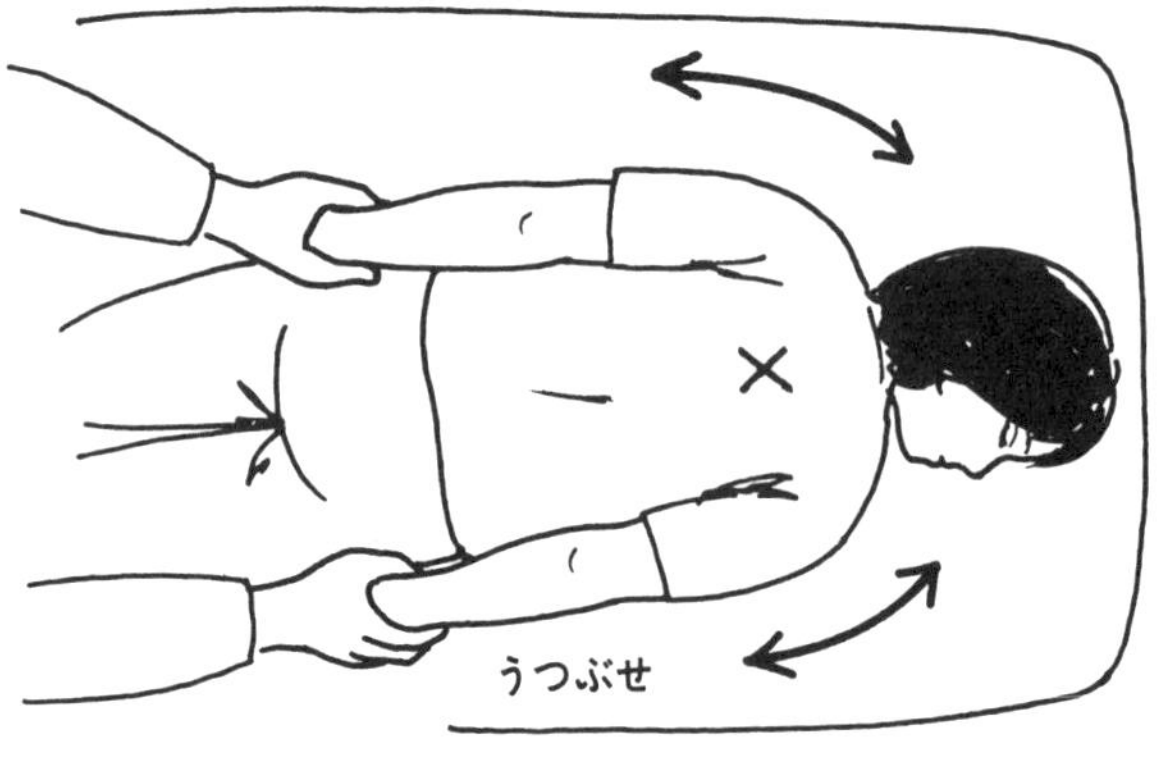

⑴介助者が左右の手を交互に引っぱってどちらがつらいか？

⑵つらいほうはやめてラクなほうを５～６回

⑶×印（胸椎棘突起）を中心に押し，好きな姿勢をとると痛いところがとれる

基本型8

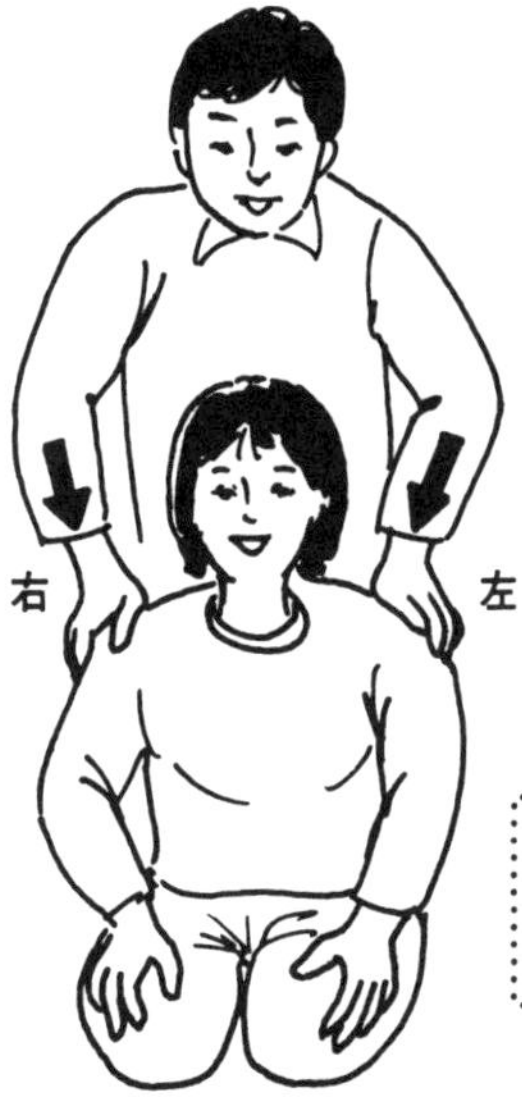

肩こり・重圧感の消去

(1)患者は正座するか椅子にかけ，介助者はその背後に立つ
(2)介助者は患者の両肩に手をかけて，左右の肩を交互に押し下げ，その左右感覚差を聞く

例：もし，右肩押し下げに違和感(ぎこちなさ，苦しさ，痛さ）があるときは

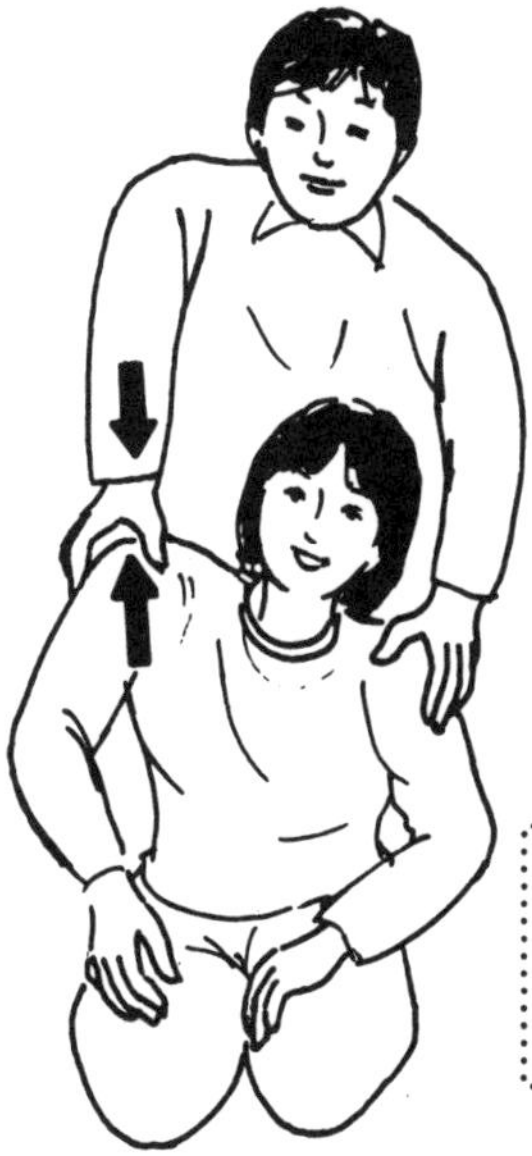

(3)患者は力まずに徐々に右肩を上げていき,介助者は軽い抵抗を与える
(4)右肩上げが60％～最高点となった3～5秒後に瞬間脱力
(5)これを2～3回行なうが，回を追うごとに肩上げ範囲が高くなり，肩こり，重圧感は消去する

★あなたの肩は左右どちらかが下がっていないか？　両肩が平均するように，**気持のよい動き**を自分でさがしてみよう

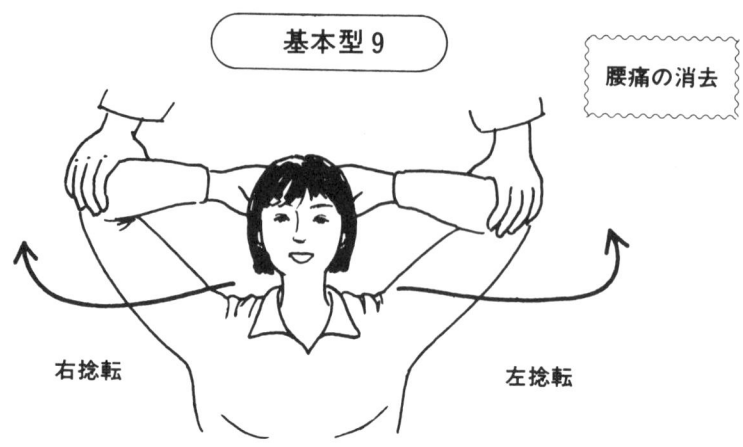

基本型 9

腰痛の消去

（椅座位で足はブラブラ）

(1)患者の両手を首の後ろで組ませ，介助者は両肘を持って患者の上体をねじる

(2)上体をねじったときの左右感覚差を聞く
（例：右にねじったときはラク，左は苦のばあい）

(3)患者は力まずに右にねじり，介助者はそれに軽い抵抗を与える。患者の顔が右側（80～120度）を向いて 3 ～ 5 秒後に瞬間脱力

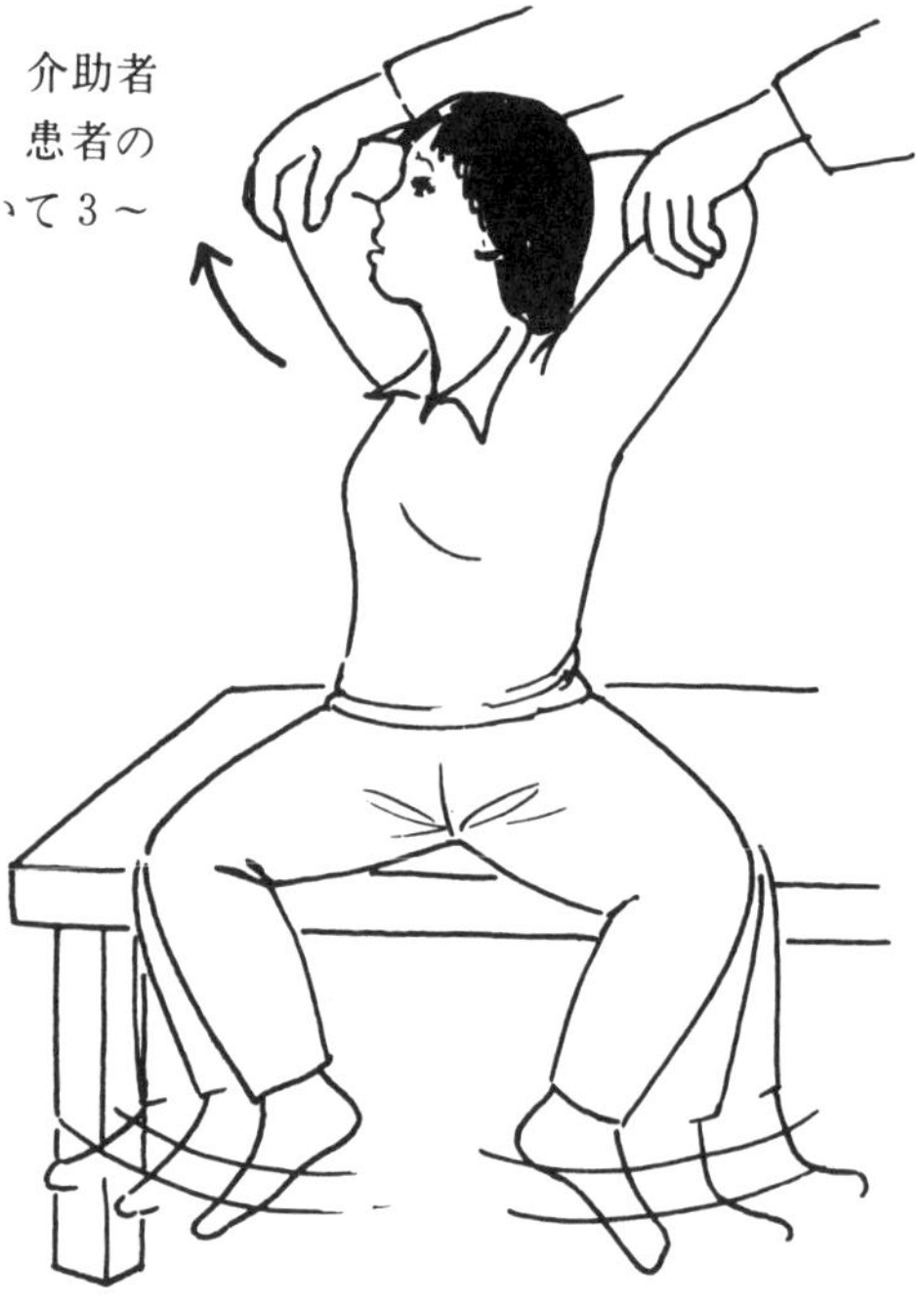

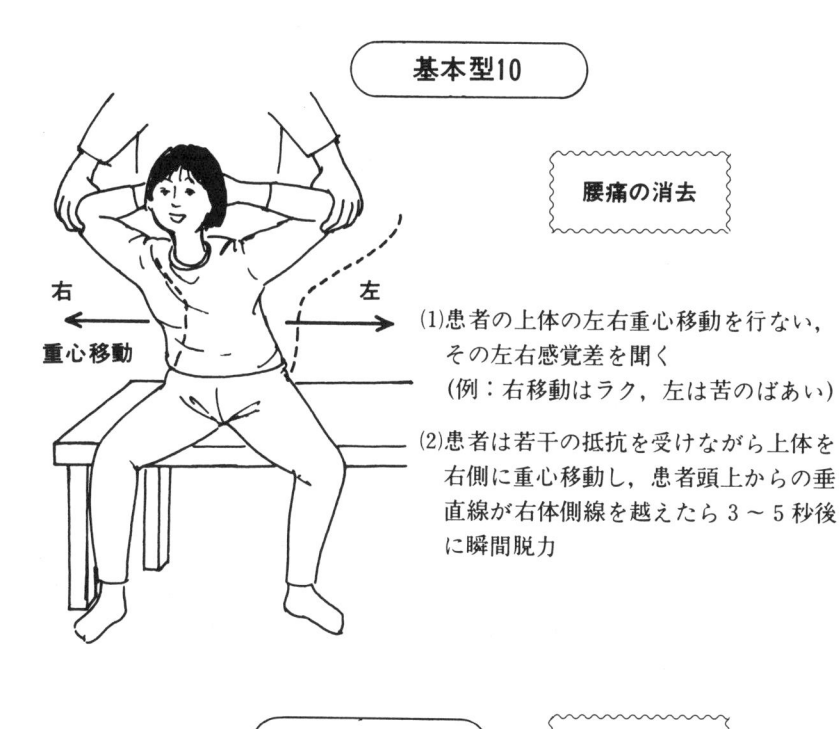

基本型10

腰痛の消去

⑴患者の上体の左右重心移動を行ない，その左右感覚差を聞く
（例：右移動はラク，左は苦のばあい）

⑵患者は若干の抵抗を受けながら上体を右側に重心移動し，患者頭上からの垂直線が右体側線を越えたら３～５秒後に瞬間脱力

基本型11

腰痛の消去

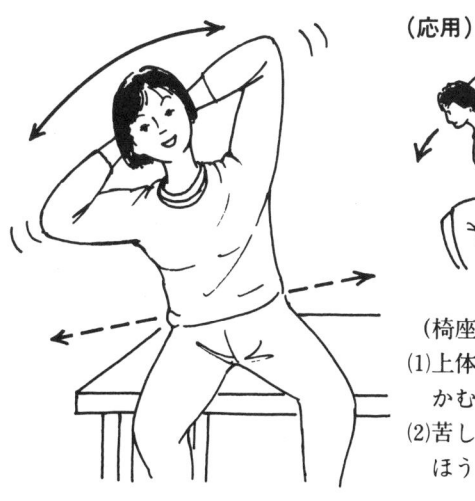

（応用）

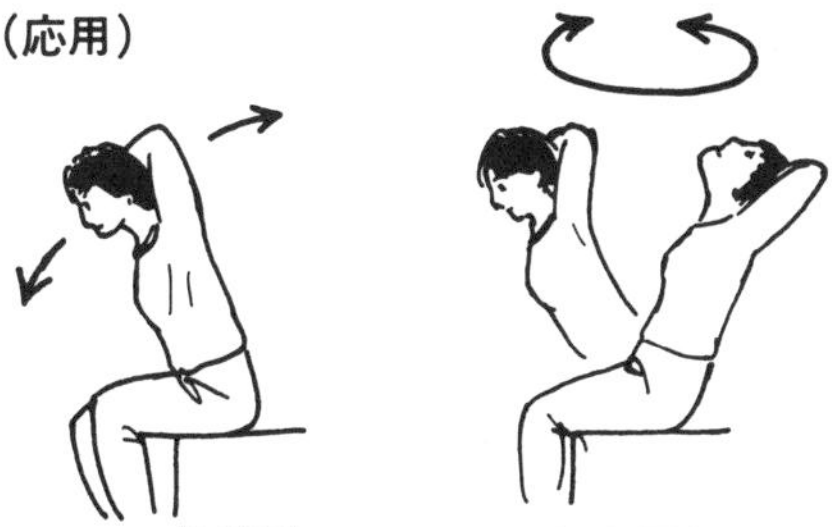

（椅座位）手を頭の後ろに組む

⑴上体を左右に倒し，左右の感覚差をつかむ。どっちがラクか

⑵苦しくなる角度でとめて，気持のよいほうに動く

基本型12

肩・腕の痛み消去

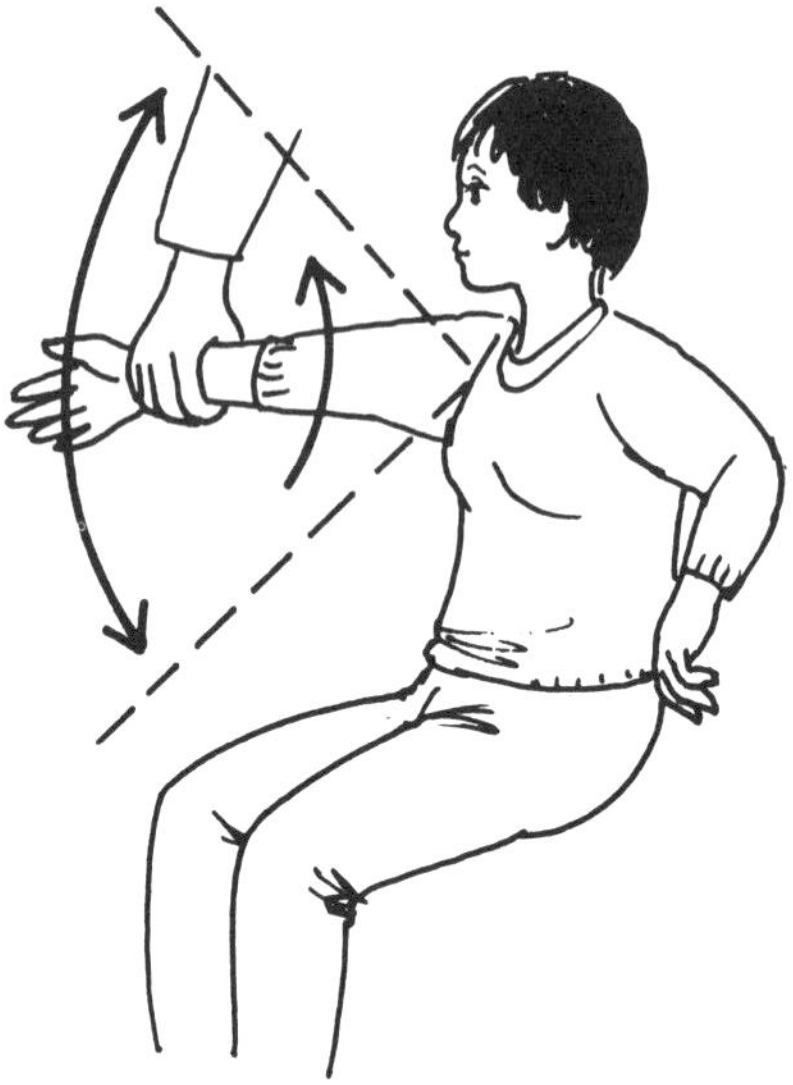

⑴手首をつかんで内側・外側に回す。どちらがラクか，痛いか？
（右ききの人はたいてい右の手を外側に回すと痛く，左の手は内側に回すと痛い）
⑵痛くなったところで止め，逆の痛くない方向に回させる。介助者はそれに抵抗を与え，急に肩で脱力させる
⑶肩の角度は複雑なので，いちばん調子の悪い角度をさがすこと

基本型13

⑴腰・尻をフラダンスのように左右に動かす。顔を動かして自分のお尻を見るように
⑵左右どちらの動きが気持よいか。痛くないほう，気持よいほうを5～6回やる

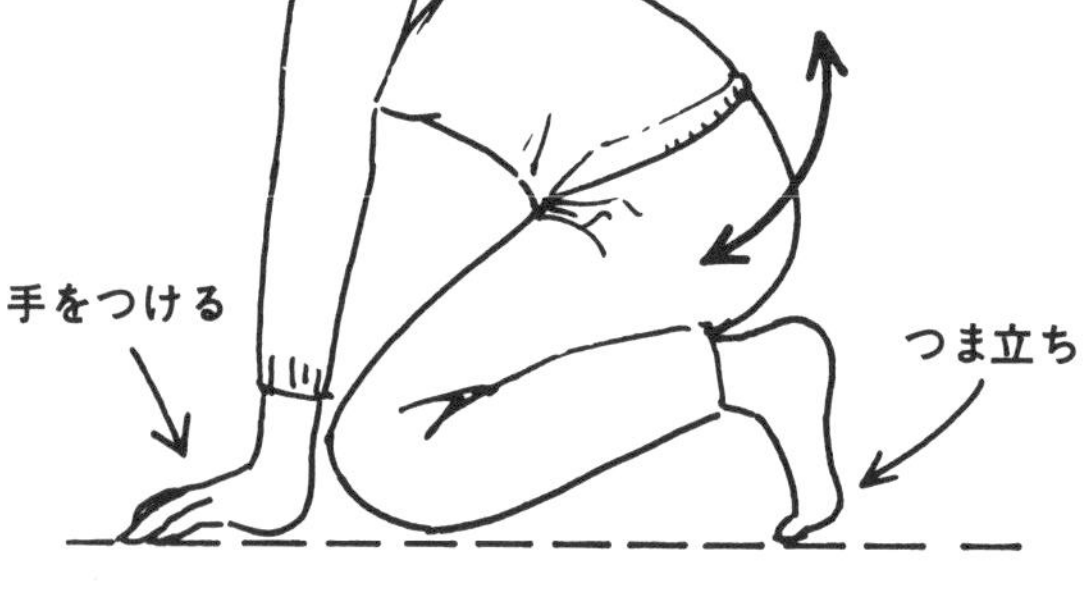

第2章 リハビリ操体法の実際

——脳卒中のリハビリを例に寝たきり防止・からだの動かし方・訓練のすすめ方をマスターする

どんな病気であれ、寝たきりの状態でいるといろいろな合併症を起こしやすいものです。使わなければ、筋萎縮がきて、関節拘縮、骨粗鬆症《こつそしょうしょう》、循環障害による低血圧、血栓症、肺炎、褥瘡などなど。ばあいによっては心のすさみも進むことが多い。それぞれについて、機能訓練をしながらの合併症の予防が必要です。

そうしながら、自分で食事ができ、更衣ができ、大小便の排泄も便器からポータブルトイレの使用への移乗動作（トランスファー）ができれば……、と訓練は進みます。しかし、そこまでいくのに時間がかかるわけです。あせらずに、訓練のなかで、動かせるところから動かす工夫がより必要になるのです。

本章では、障害を受ける範囲も広く、実際にかかる人の数も多い脳卒中のリハビリを通して「動かせるところから動かす」リハビリ操体法の基本をまとめます。そのほかに病気別のポイントは第3章にまとめましたので、たとえば膝関節痛の人は本章の膝の運動の項と、第3章の膝関節のリハビリの項を参照してください。

どんな病気のリハビリでも、頑張りすぎず、休み休み訓練すること。そのほうがより効果的です。

ベッドで始めるリハビリ操体

◇関節は三週間で固くなる

脳卒中のリハビリというと、いろいろな機械の並んだリハビリ室での訓練が頭に浮かびますが、絶対安静の期間が過ぎたら、ベッドの上でもうリハビリは始まっているのです。

人間のからだの関節はからだを動かすためにある器官なので、動かさないでいると三日間もたてば固くなり始めるといわれます。三週間もすると、拘縮が進行します。八週間も固定するとあとには戻らなくなる不可逆的変化をおこすといわれています。一度固まってしまった関節をもとの柔らかく動く状態へ戻すのにはかなり長い時間が必要です。また、動かそうとして第三者がムリに引っぱると相当な痛みを感じます。そうなってしまうと、根気強く訓練をしないと寝たきりのままになってしまい、本人にも家族にも大きな負担がかかります。

昔は脳卒中、即寝たきりというイメージでしたが、今はかなり回復することが可能であることがわかってきているので、ベッドに寝ているときから自分なりのリハビリを始めたいものです。

◇麻痺のないほうから動かすと全身が動く

通常のリハビリテーションでは、麻痺して動かないところから動かそうとします。たとえば左膝が曲がったまま伸びないのなら、その左膝を第三者が引っぱってムリにでも伸ばそうとするのです。これは関節が固まらないようにすることと、麻痺した部分の筋力をつけ筋の機能を改善するなどが目的です。このやり方も効果がありますが、患者さんにとってはかなり痛みを伴うことも多いのです。

操体法の考えでいくと「動かせるところから、動かせるほうへ」がすべてのリハビリの基本になります。まず動く半身なり脚なりを動かしてみることをおすすめします。そこで操体の基本型（三四～四六ページ）に近い動作を、できる範囲で試してください。かかとでも、膝でも腰でも首でも、動かしやすいところから始めてかまいません。

これらの運動をしてみると、そこだけを動かしているようでいて、じつは他の部位も少しずつですが動かしていることになります。それにつられて麻痺している側の半身も連動して動くのです。動くところを動かすことが、動かないところを動かしやすくすることにつながるのです。これは、動かないところをいきなり動かそうとするのではなく、周りから徐々に動かすことによって柔軟さを動かないところにまで波及させていくという考え方です。外堀から攻める戦法とでもいいましょうか。

これは人体の基礎構造の力学的しくみからいっても理にかなっていることで、操体法の発見者である橋本敬三先生は次のように言っています。

人間は動く建物である。簡単な三角屋根の家の四隅の柱を四本の足として、棟木を背骨と考え、これに首と尾をつければ、動物であり、後足で立ち上がったかたちが人間である。この建物は動きまわるから、からだを操って健康を守ろうとすることもできるし、構造上くるいが生じてバランスがくずれれば、病気になりやすくもなる。逆にバランスが乱れにくい動き方がある。そういう構造を持っている人体には、自然の法則があり、これを人体の基礎構造という。この基礎構造は、一カ所が動けば、それにつれて他のところも必ず動くようにできている。同時に、相関して動く（連動）わけである。……

麻痺などの障害があると、〝連動〟もスムーズではありませんが、それなりに動くのです（二五ページの図参照）。

このように、麻痺していないところから動

かすことによって、関節の硬化防止・協調性の増大や筋力強化のために必要な運動の何分の一かは補うことができるのです。

なお、基本の動きに合わせようとしてムリをしないこと。操体法の各種運動は、〝ラクでバランスのよい動きをするためのモデル〟なので、型《かた》にこだわってムリをするのでは意味はありません。とくに障害のあるばあいは、その障害があるなりにバランスのよい動きが変わりますから、型にとらわれず、痛みのない方向へゆっくりと動いて力を抜くことを心がけてください。

◇足指をもんであげよう

入院してすぐの間は、まだほとんど自力では動けないので、関節の拘縮や変形、褥瘡（床ずれ）予防のためにいろいろな処置がとられます。体位変換をしたり、手にタオルを握らせたりと多くの方法が考案されていますが、この時期から患者さんの動く能力を引き出して伸ばす方法があります。操体法でよくされる足指もみがそれなのです。

足指をもむときは、二つのやり方がります。

①やさしくもんであげる……足指の一本一本をやさしくもまれることは、病気であろうとなかろうと、とても気持のよいことです。脳卒中の発作後日が浅くほとんど自分の意思表示ができない患者さんも、足指をやさしくもまれるとじつに気持よさそうな表情を見せ

てくれることがあります。

この、「気持よい」という感覚を感じることができるのは異変の起こったからだにとってとてもよいことなので、できるだけこうした刺激を与えてあげたいのです。一回に五～一〇分間はもんであげましょう。

②少し強い力でもんであげる……足指の関節を中心に、ちょっと力を入れてもまれたりつままれたりしていると、どこかの指に「痛い」と感じるポイントがあります。するとからだが自然に逃げようとするのです。患者さんがそうした反応を示せばしめたもの。「痛いところから痛くないほうへ」という操体法の動きを無意識に実行しているのです。たとえわずかでも患者さんが自力で動くことは、リハビリの大きな一歩となります。

＊

足指をもまれているとき、患者さんの上半身はゆったりとしています。おなかで腸がグーと音を立てて動き出したりすることもあります。足首や膝関節の痛みや腰痛、頸椎の痛みや肩関節の痛みを持った人にも気持よいのだから、おもしろいことです。

ある病院では、寝たきりの患者さんや重症で入浴できない患者さんの足や足の指を人はだの温湯につけながら洗ってあげます。あまり垢がひどいので指のまたや、関節をもみながら時間をかけての垢とりになります。これが、結果的には温湯中での足の指のもみほぐし、軽い刺激になっているようです。

看護助手さんが、一人または二人がかりで一五～二〇分間もかかることがあるそうです。しかし、このときの患者さんはとても気持よさそうな顔をしているし、本当に気持よいと言います。この垢とりが、じつは全身のバランス回復への力ともなっていると思えます。

湯の中での足の指もみは、ゆったりと、少しぬる目のお湯に入って自分でやっても気持よいものです。自分でやると、手の刺激にもなります。

足の指をもんだり触れたりすることが、どうして全身に影響を与えるのでしょうか。

東洋医学では、ツボや経絡が経験的に理論づけられています。足の指にも種々の臓器への影響を及ぼす反応点や機能線があるとされます。それを刺激することによって、離れた部位によい影響が及ぶのかもしれません。

いずれにせよ、足指をもむことにはこれだけの効用があります。介護の方だけでなく、お見舞いに行く人も高価な果物を持って行くより一〇分でも足指をもんであげたほうが、どんなに喜ばれるかわかりません。

◇麻痺のある脚（足）の操体法

麻痺のある脚（足）を動かすばあいも「動かせるところから、動かせるほうへ」を原則にして自分にもっとも気持のよい動きを見つけてください。

脚が麻痺しているばあいでも、膝を曲げる

ことだけはわずかに可能であるとか、つま先を伸ばすことだけはできるといったケースが多いので、そこから動かし始めるのです。そうしているうちに、初めは動かなかった方向や部位にも少しずつ動きが出てきます。

たとえば足指を曲げることしかできない人でも、足指をできるところまで曲げて脱力する――これを数回ずつ何日かくり返していると、しだいに指がパッと広がるようになります。このとき、曲げるのと反対の反《そ》らせる動作が、わずかですが自然に無意識に行なわれているのです。いくら意識して動かそうとしても力が入らず、痛い思いをしてだれかに動かしてもらっていた動作が知らず知らずのうちにできるようになるのです。これもからだがバランスをとろうとしているのを利用させてもらっているだけなのですが。

また、すでに述べたように、からだの一部の動きは全身に連動するので、足指の運動をしていると足首や膝にも徐々に動きが出てくるのです。脚がまったく動かない人は、麻痺した側の腕でも肩でも、動くところから動かしてください。その動きが脚にも伝わります。

半身がまったく自力では動かせない人は、動かせる半身の運動を続けて麻痺側に動きが出るのを待ってください。

しかし同時に、まったく動かないところは、理学療法士の指導のもと、他動的に動かしてやることが必要です。関節の硬縮を防ぐ意味からも、他動的なリハビリも並行することがぜひ必要です。

(a) 足指の運動

足指のばあい、やりやすい動きは次の四つになります。

曲げる
反《そ》らせる
開く
閉じる

いずれのばあいも、次の要領で動かしてみてください。

＊一人でするばあい＊

①あおむけ・うつぶせ・横向き・上体を起こした姿勢など、もっともラクでいられる姿勢を選び、ゆっくり息を吐きながらからだの緊張をゆるめます（ラクな姿勢は症状の変化や体調によって変わるので、そのときどきに応じて変えます）。

②動かすことのできる方向へ指をゆっくりと動かす。このとき、息を吐きながら動かす。やりにくいばあいは「フー」とか「ウー」とか好きな声を出しながら動かす。

③動きが止まる少し手前のところまでいったら、それ以上ムリに動かそうと力まないで、そこで止めて二〜三秒のためをつくる（この間は息を止める）。

④ひと息に全身の力を抜く。ため息をつくとやりやすい。ため息をついて、自然に息を吸いこむときにもっともからだがゆるやかに

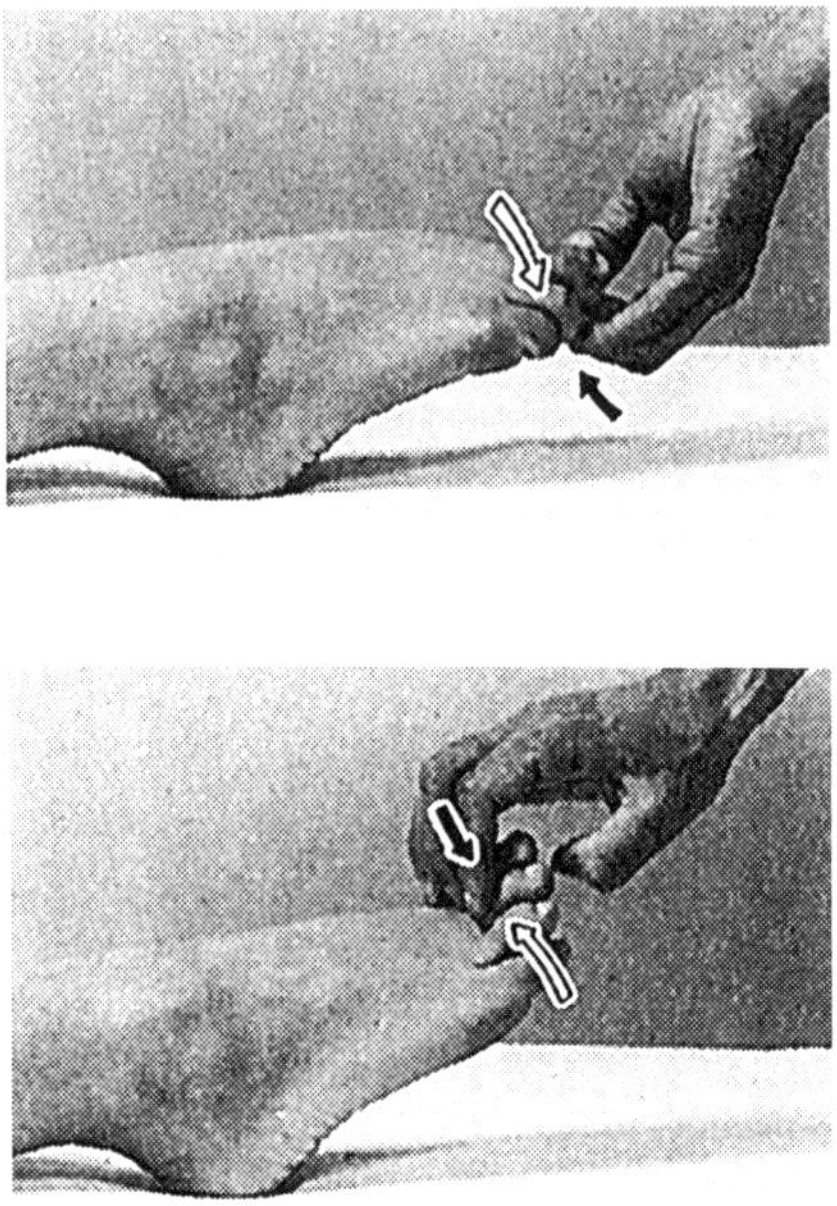

第Ⅱ−１図　指を曲げるとき（上）も反らすとき（下）も，指の動き（白い矢印）に合わせて軽く抵抗（黒い矢印）を与える

なるので、あせって次の動作に移らずにひと息つく。

⑤…①へ戻って同じ動作をくり返す。一度に三～四回ほどくり返す。一日四～五回程度。

⑥反対の方向（動かない方向）へ試しに動かしてみる。前よりも動かしやすくなっていればしめたもの。しかし、あせらないこと。あい変わらず動きにくいときはムリしてやらなくてよい。

＊二人でするばあい＊

㋑手伝う人は、患者さんが②の動作をするとき、軽く抵抗を与える。曲げるばあいは指の下側に指を添え、反《そ》らせるばあいは指の上側を押さえる。

加える抵抗は、患者さんがまったく動けないほど強くしてはいけない。痛がらずに動かせる程度の抵抗を与える。とくに回復期の患者さんはそれほど強い力は出ないので、ごく軽い抵抗でよい。

㋺患者さんが④瞬間脱力をするのと同時に、介助者も力を抜く。しかし添えた手はそのままの位置に置き離さない（離すと患者さんが緊張するので）。

㋩…㋑㋺のくり返し。

初めて介助をする人は、慣れないので脱力の感じがうまくつかめないかもしれません。あきらめずに二人でくり返していれば、徐々に爽快な脱力の感じがわかってきます。

(b)　足首の運動

〈可能な動きの例〉

つま先を引く（かかとを押し出す）

つま先を押し出す（かかとを引く）

足の裏をからだの内側へ向ける・外側へ向ける・左右に回す

＊一人でするばあい＊

①あおむけ・うつぶせ・横向き・上体を起こした姿勢など、もっともラクな姿勢を選び、からだの緊張をゆるめる。

②動かすことのできる方向へ、足をゆっくりと息を吐きながら動かす。フーッと言いながらやるとやりやすい。途中で息を継いでもよい。

③動きが止まるところまでいったら、それ以上ムリに力まず二〜三秒のためをつくる。その間息は止める。

④ひと息に全身の力を抜く。ため息をつくとやりやすい。すぐに次の動作に移らず、少しそのままの姿勢で緊張をほぐし、ゆったりさを感じるよう休む。

⑤…①へ戻ってくり返す。一度に三〜六回

第Ⅱ－２図　足の裏をからだの内側へ向ける（内旋・上）ときも，外側へ向ける（外旋・下）ときも，指の動きに合わせて軽く抵抗を与える

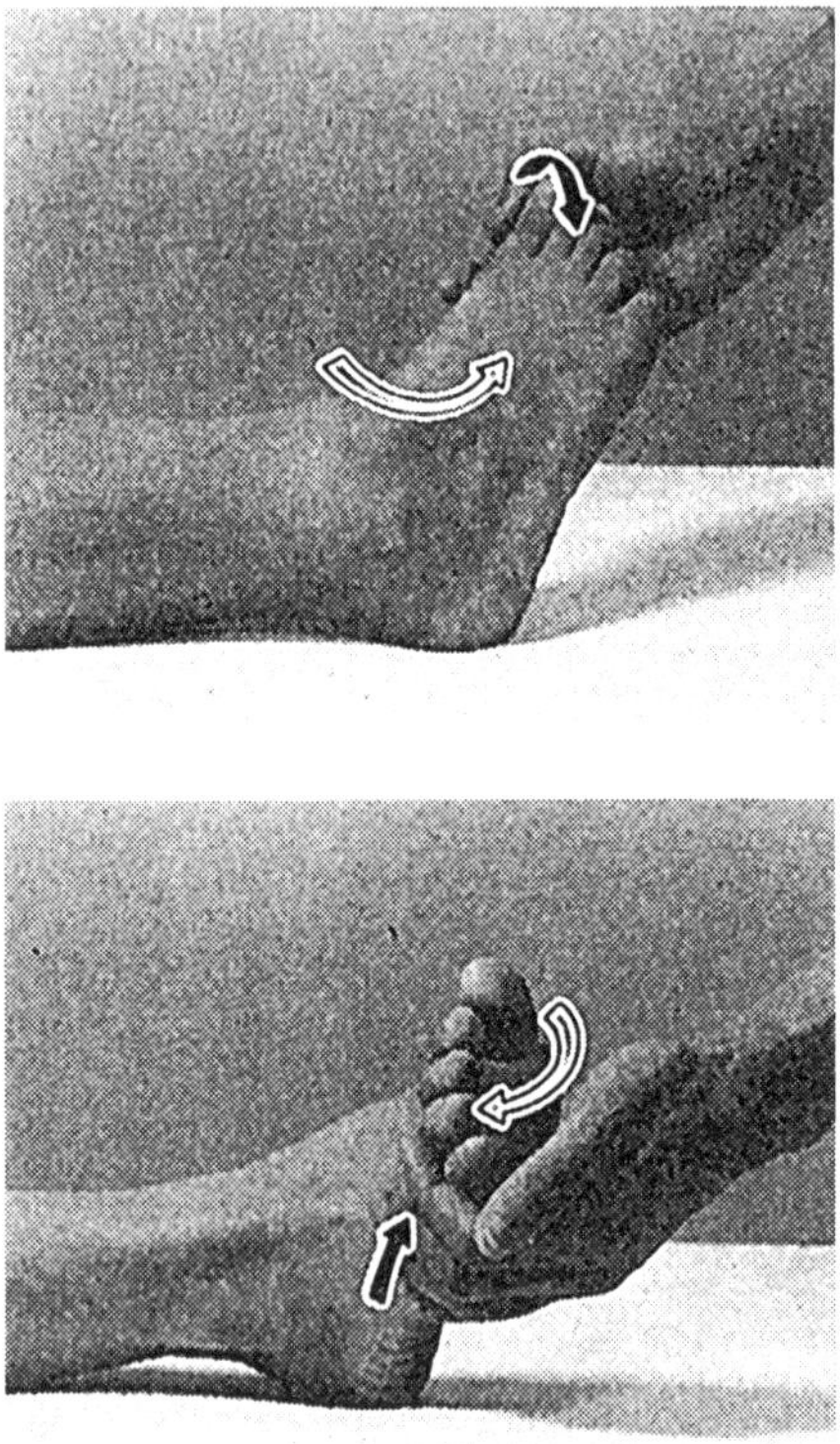

ほどくり返し、一日四〜五回程度行なう。

⑥反対の（動きにくい）方向へ試してみる。痛いときはやらなくてよい。反対の方向へやったら最後に必ず動きやすいほうをやって、おしまいにする。

＊二人でするばあい＊

㋑患者さんが②の動作をするときに、軽く抵抗を与える。かかとを押し出すときはかかとを、つま先を押し出すときは指のつけ根のあたりを中心に、足の裏に軽く抵抗を与えてやる。そのほかの動きも、動かそうとする方向に手のひらがあるように手を添えて抵抗を与える。抵抗はごく軽くてよい。患者さんが痛がらずに動ける程度にする。

㋺患者さんが④瞬間脱力をするのと同時に介助者も脱力する。ただし手は離さない。

㋩…㋑㋺のくり返し。

(c)　膝の運動

〈可能な動きの例〉

膝を曲げる

膝を伸ばす

立てた膝を左右に倒す

脚を伸ばした状態で膝を左右にねじる

膝をわきの下へ引きよせる

＊一人でするばあい＊

①あおむけ・うつぶせ・横向き・上体を起こした姿勢などもっともラクな姿勢を選び、からだの緊張をゆるめる。

②動かすことのできる方向へ膝をゆっくりと、息を吐きながら動かす。フーッと言いながらやるとやりやすい。途中で息を継いでもよい。

③それ以上やると痛いとかきつくなりそうなところまでいったら、それ以上ムリに力まずそこで止めて、二～三秒のためをつくる。その間息は止める。

④ひと息に全身の力を抜く。ため息をつくとやりやすい。すぐに次の動作に移らず、しばらくそのままの姿勢でゆったりする。

⑤…①へ戻ってくり返す。一度に三～四回。一日四～五回程度。

⑥試しに反対の方向へ動かしてみる。痛いときはやらなくてよい。少しでも以前より動きやすくなればしめたもの。

＊二人でするばあい＊

㋑患者さんが②の動作をするときに、軽く

第Ⅱ－3図　膝を伸ばそうとするときは，膝の裏，つま先などで軽く抵抗を与える

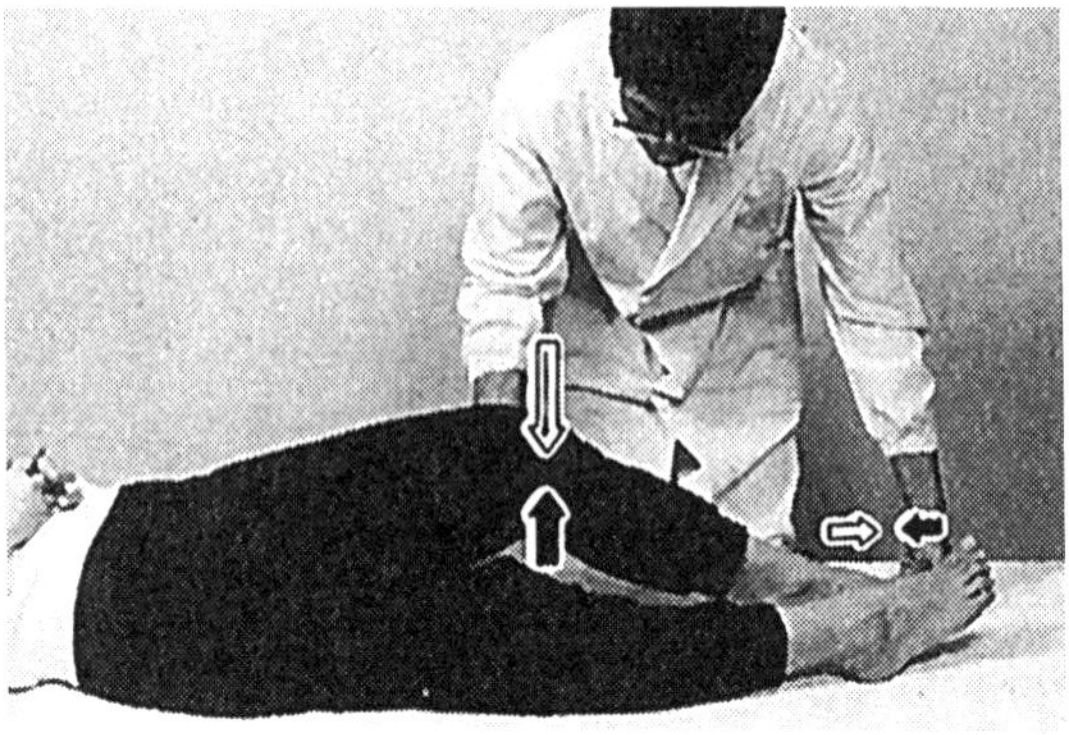

第Ⅱ－4図　基本型3を横向きの姿勢でやってもよい。写真の例では，引きよせる左脚をごく軽く引っぱり，伸びる右脚を軽く押さえるような抵抗を与えるとよい

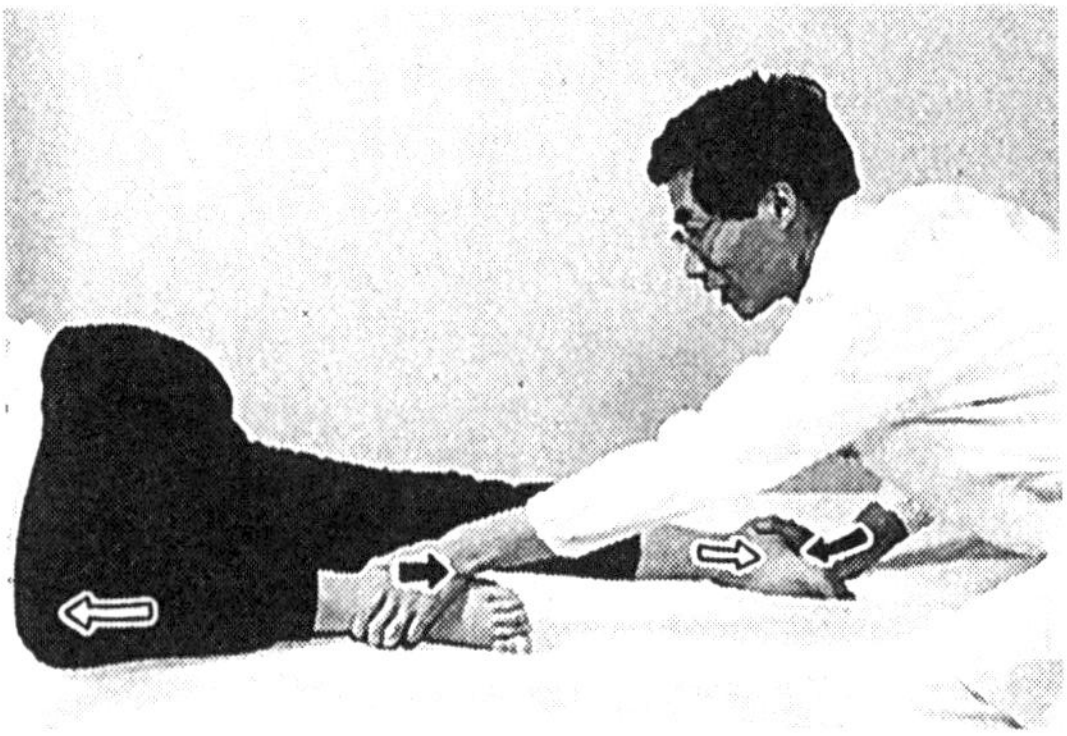

抵抗を与える。患者さんが右脚を動かすときは介助者は左手を、左脚のときは右手を添えるようにすると介助者もムリがない。介助者の手と足の位置にも注意をする。介助者が右手を使って動作するときは左足を少し前に出して体重をかけるようにする。左手のときは逆である。こうすると介助者もバランスをくずさない。

膝の曲げ伸ばしのばあいは足首から足の甲にかけてを包むようにし、患者さんが動かそ

うとする方向と逆の力を与える。左右に倒すばあいは膝の横（倒そうとする側）に手を添える。抵抗はごく軽くてよい。

㋺患者さんが④瞬間脱力をするのと同時に介助者も脱力する。添えている手は離さない。

㋩…㋑㋺のくり返し。

＊

このほかにも、脚全体の動きとして次のようなものがあります。

脚を伸ばしたまま閉じたり開いたりする

ふとんを蹴るようにゆっくり動かす

膝を立て、腰を上げ下げする

これらの動きも、いままで述べてきた要領で挑戦してみてください。

◇麻痺のある手・腕の操体法

手・腕に関しても脚（足）と同様に、麻痺しているなかでわずかでも動くところがあったらそこから動かし始めてください。動きは徐々に広がっていきます。

(a)　手の指の運動

〈可能な動きの例〉

指を曲げる

指を反《そ》らせる

指を開く

指を閉じる

一本ごとに左・右に回す、指で円を描くなど

＊一人でするばあい＊

①あおむけ・うつぶせ・横向き・上体を起こした姿勢・ベッドに腰かけてなど、もっともラクな姿勢を選び、腹式呼吸でからだの緊張をゆるめる。

②動かすことのできる方向へ指をゆっくりと、息を吐きながら動かす。フーッと息を出しながら、あるいは声を出しながらやるとやりやすい。途中で息を継いでもよい。

③動きが止まるところまでいったら、それ以上ムリに力まず二〜三秒のためをつくる。その間息は止める。

④ひと息に全身の力を抜く。ため息をつくとやりやすい。すぐに次の動作に移らず、しばらくそのままの姿勢でゆったりする。そこで何となくいい感じがつかめれば上出来。

⑤…①へ戻ってくり返す。一度に三〜四回。一日五〜六回程度行なう。

⑥反対の動きにくい方向へ試しに動かしてみる。痛いときはやらなくてよい。前より少しでも動きやすくなっていればしめたもの。反対の方向にやったときは最後に動きやすいほうをやっておしまいにする。

＊二人でするばあい＊

㋑患者さんが②の動作をするときに、軽く抵抗を与える。患者さんが指を反《そ》らせるときは指の上に手のひらをあてる。曲げるばあいは指先に指をあてる。開くとき、閉じるときは指先を包むようにする。一本一本の指を回すときは、回そうとする方向に指を一本添えればよい。抵抗はごく軽くてよい。

㋺患者さんが④瞬間脱力をするのと同時に介助者も脱力する。

㋩…㋑㋺のくり返し。

＊一人で指を曲げるときの工夫＊

指を曲げる（手を握る）ときは、麻痺していないほうの手も一緒に握ります。麻痺のある手だけに集中するよりも、麻痺のない手をギュッと握りしめ、麻痺のある手も握ったつもりになるほうが動きがスムーズになるようです。

また、一人で練習するときも、抵抗を与えることができるとより効果的です。つまり、

＊麻痺のない手で握りこぶしをつくり、それを麻痺のある手で握ろうとする

＊クルミを二〜三個持って握る

など、いろいろな工夫ができると思いますので、アイデアを発揮して楽しく練習してください。

第Ⅱ－５図　指を握ろうとするときは，上のように抵抗を与える。１人のときは自分でつかむものをあてがうとよい

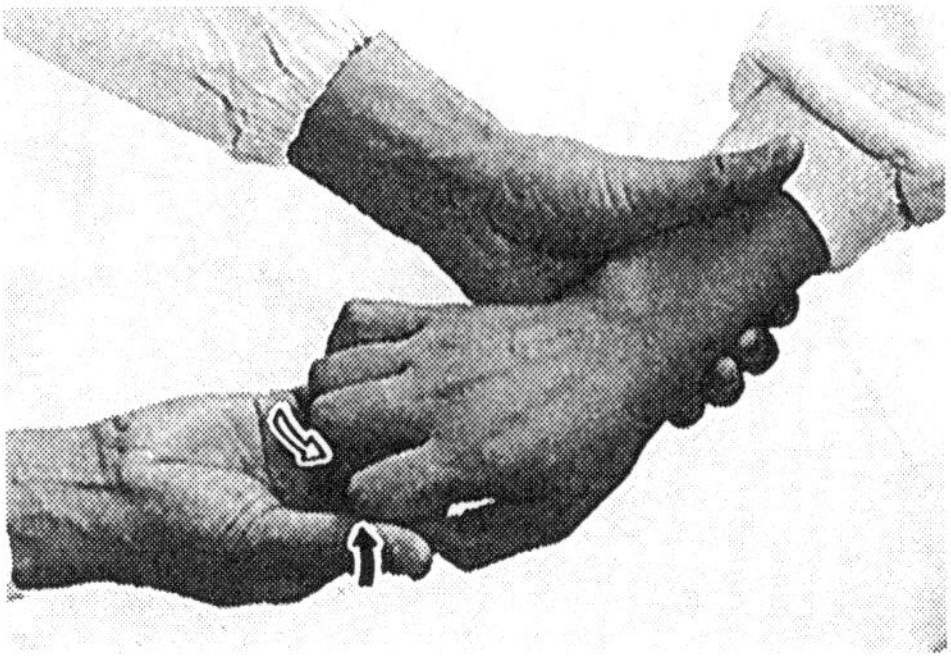

(b) 手首の運動

〈可能な動きの例〉

手を内側に曲げる（屈曲）

手を反《そ》らせる（伸展）

左・右に曲げる（側屈）

左・右にねじる（捻転）

＊一人でするばあい＊

①あおむけ・うつぶせ・横向き・上体を起こした姿勢・ベッドに腰かけてなど、もっともラクな姿勢を選び、吐きながら呼吸でからだの緊張をゆるめる。

②動かすことのできる方向へ手をゆっくりとフーッと息を吐きながら動かす。声を出しながらやってもよい。途中で息を継いでもよい。

③動きが止まるところまでいったら、それ以上ムリに力まずそこで止めて三〜四秒のためをつくる。その間息は止める。

④ひと息に全身の力を抜く。ため息をつくとやりやすい。すぐに次の動作に移らず、しばらくそのままの姿勢で緊張のほぐれを味わう。

⑤…①へ戻ってくり返す。一度に三〜四回。一日五〜六回程度。

⑥反対の方向へ試しに動かしてみる。ただし一回だけ。もう一度動かしやすい動きをして終わる。

＊二人でするばあい＊

㋑患者さんが②の動作をするときに、軽く

抵抗を与える。患者さんが手を内側に曲げるときは手のひらと手のひらを合わせるようにする。反《そ》らせるときは手の甲に手のひらをあてる。左・右に曲げるとき、回すときは、動かす方向に手のひらを添える。抵抗はごく軽くてよい。

第Ⅱ－6図　手首を曲げるばあいなら，このような抵抗を与えるとよい

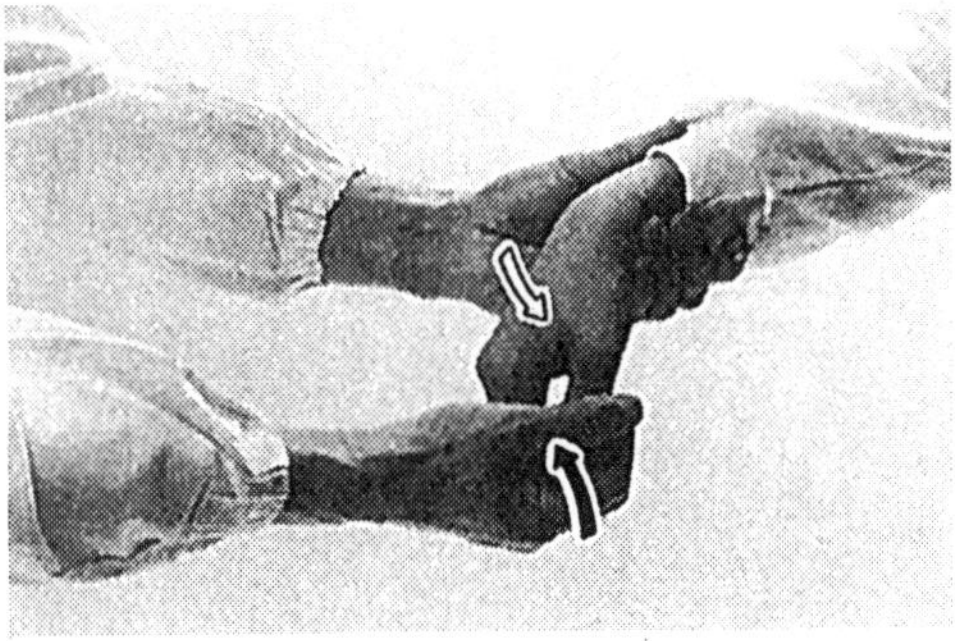

㋺患者さんが④瞬間脱力をするのと同時に介助者も脱力する。

㋩…㋑㋺のくり返し。

(c)　肘の運動

〈可能な動きの例〉

肘の曲げ伸ばし

左右のねじり

＊一人でするばあい＊

①あおむけ・うつぶせ・横向き・上体を起こした姿勢、ベッドに腰かけてなど、もっとラクな姿勢を選び、腹式呼吸でからだの緊張をゆるめる。

②動かすことのできる方向へ肘をゆっくりと息を吐きながら動かす。声を出しながらや

るとやりやすい。途中で息を継いでもよい。

③動きが止まるところまでいったら、それ以上ムリに力まず止めて、三〜四秒のため
をつくる。その間息は止める。

④ひと息に全身の力を抜く。ため息をつくとやりやすい。すぐに次の動作に移らず、しばらくそのままの姿勢で休む。

⑤…①へ戻ってくり返す。一度に三〜四回。一日四〜五回行なう。

⑥試しに反対の方向へやってみて、前より動きやすくなっていれば上々。ただし痛いとか動きにくいときはやらない。

＊二人でするばあい＊

㋑患者さんが②の動作をするときに、軽く抵抗を与える。患者さんが肘を伸ばすときは手首を押さえ、曲げようとするときは手首をつかむ。左右にねじるときは手首をつかみ、抵抗はごく軽くてよい。

㋺患者さんが④瞬間脱力をするのと同時に介助者も脱力する。

㋩…㋑㋺のくり返し。

(d) 肩の運動

〈可能な動きの例〉

肩を上下に動かす（左右片方ずつ）

肘を体（幹）に近づけたり離したりする

肘をからだの前後に動かす

腕を内外にねじる、腕を前後に回す

＊一人でするばあい＊

①あおむけ・うつぶせ・横向き・上体を起

こした姿勢・ベッドに腰かけてなど、もっともラクな姿勢を選び、からだの緊張をゆるめる。

②ラクに、気持よく動かすことのできる方向へ腕を動かして、肩の動きをさそい、肩をゆっくりと息を吐きながら動かす。フーッと息を吐きながらやるとやりやすい。途中で息を継いでもよい。

③動きが止まるちょっと手前のところまでいったら、それ以上ムリに力まずそこで止めて、三～四秒のためをつくる。その間息は止める。

④ひと息に全身の力を抜く。ため息をつくとやりやすい。すぐに次の動作に移らず、しばらくそのままの姿勢で休むとよい。

⑤…①へ戻ってくり返す。一度に三～

第Ⅱ－7図 肘への抵抗の与え方

肘を伸ばすときの抵抗の与え方

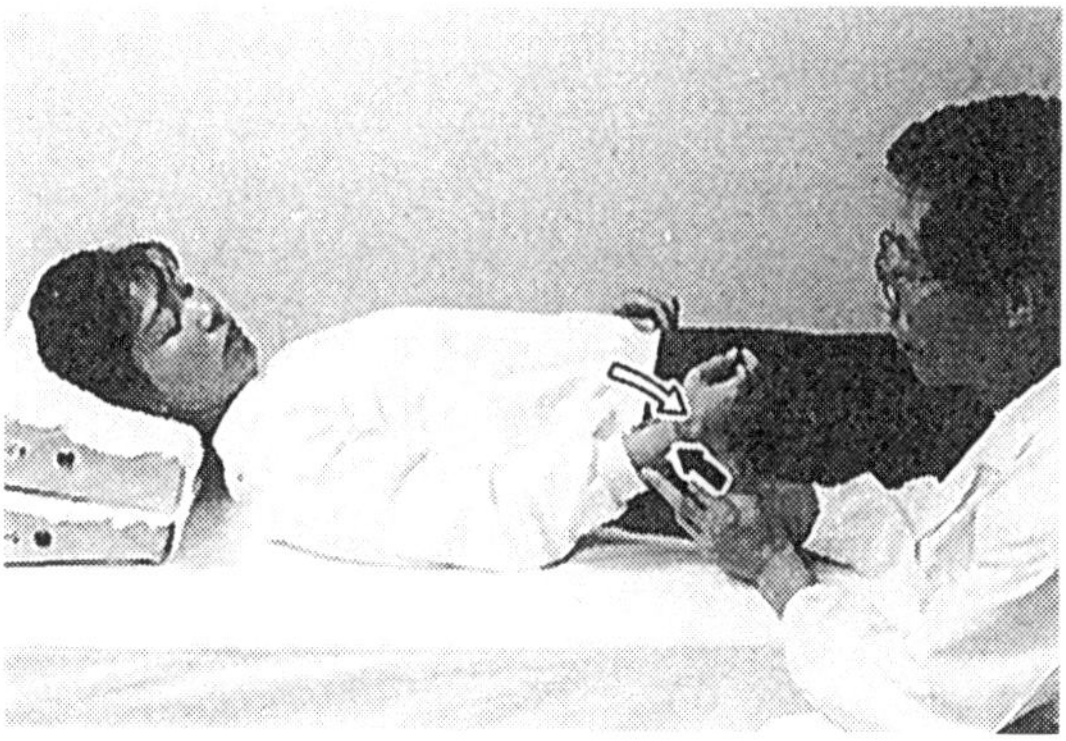

肘を内側へねじるときの抵抗の与え方。介助者は右手で引くようにし，肘に軽く左手を添えるとやりやすい

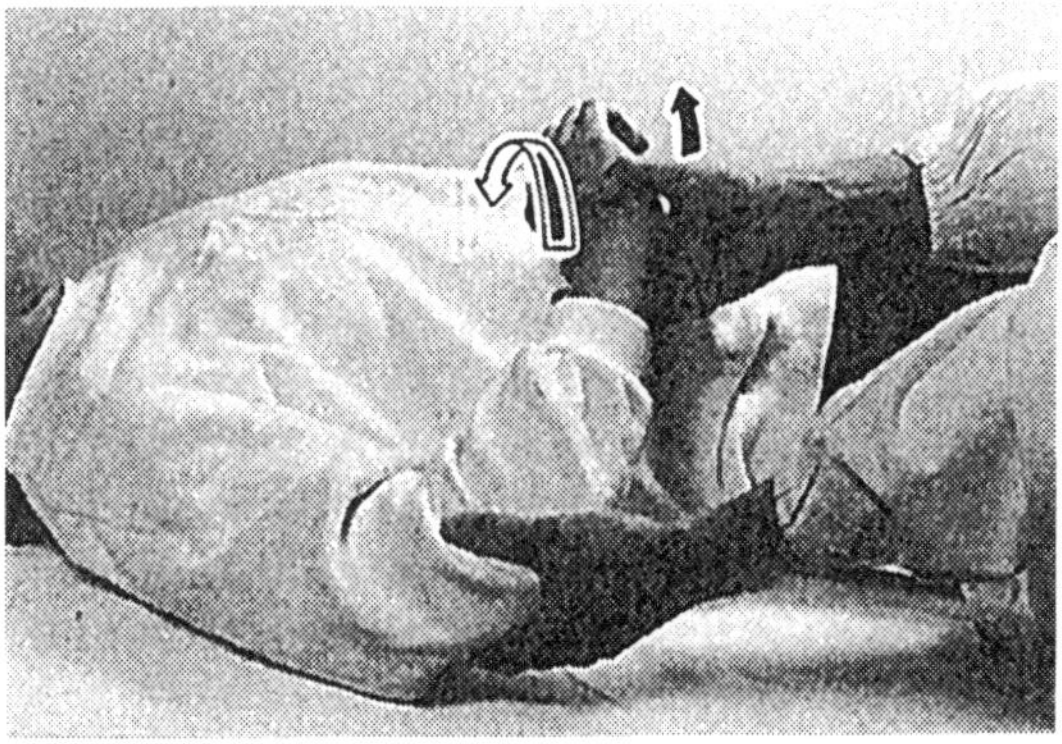

四回。一日五〜六回程度行なう。

⑥反対の方向へ試しに動かしてみる。前より少しでも動きやすすく、痛みが少なくなってくればしめたもの。

＊二人でするばあい＊

㋑患者さんが②の動作をするときに、その動きを少しじゃまするように軽く抵抗を与える。患者さんが肩を上げるときは肩に手を当てて、下げるときはわきの下に手を当ててやる、など。

㋺患者さんが④瞬間脱力をするのと同時に介助者も脱力する。

㋩…㋑㋺のくり返し。

◇首の操体法

第Ⅱ－8図　肘をからだの前へもってくるとき（左）と後ろへもっていくとき（右）の抵抗の与え方

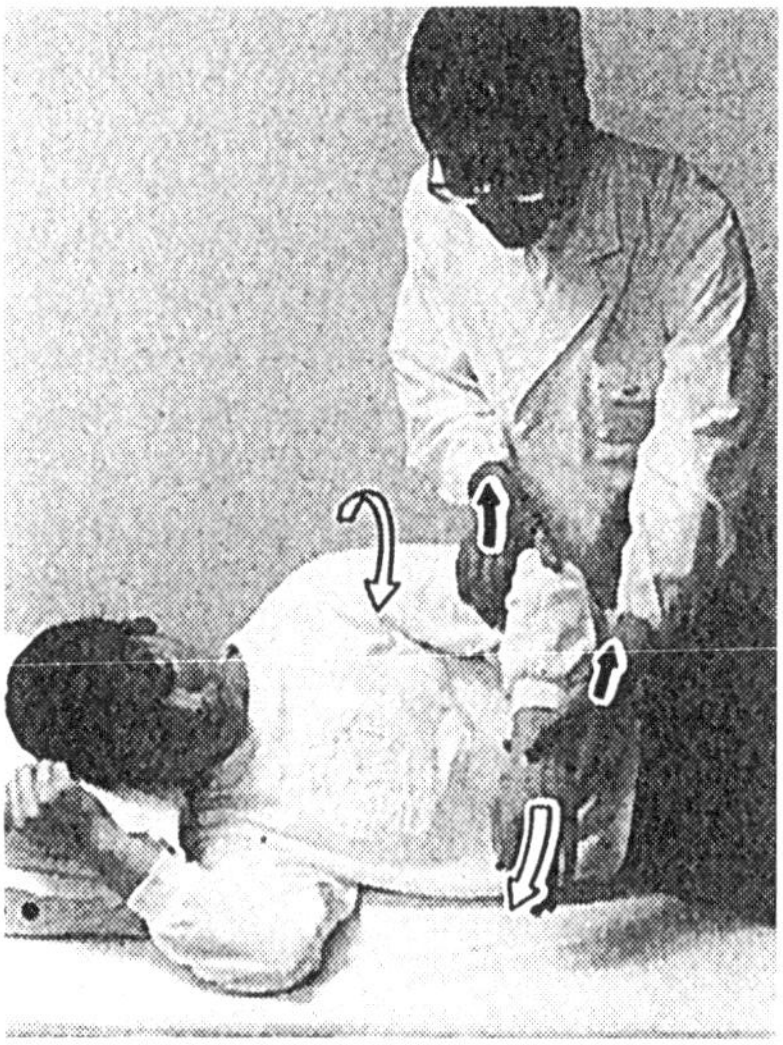

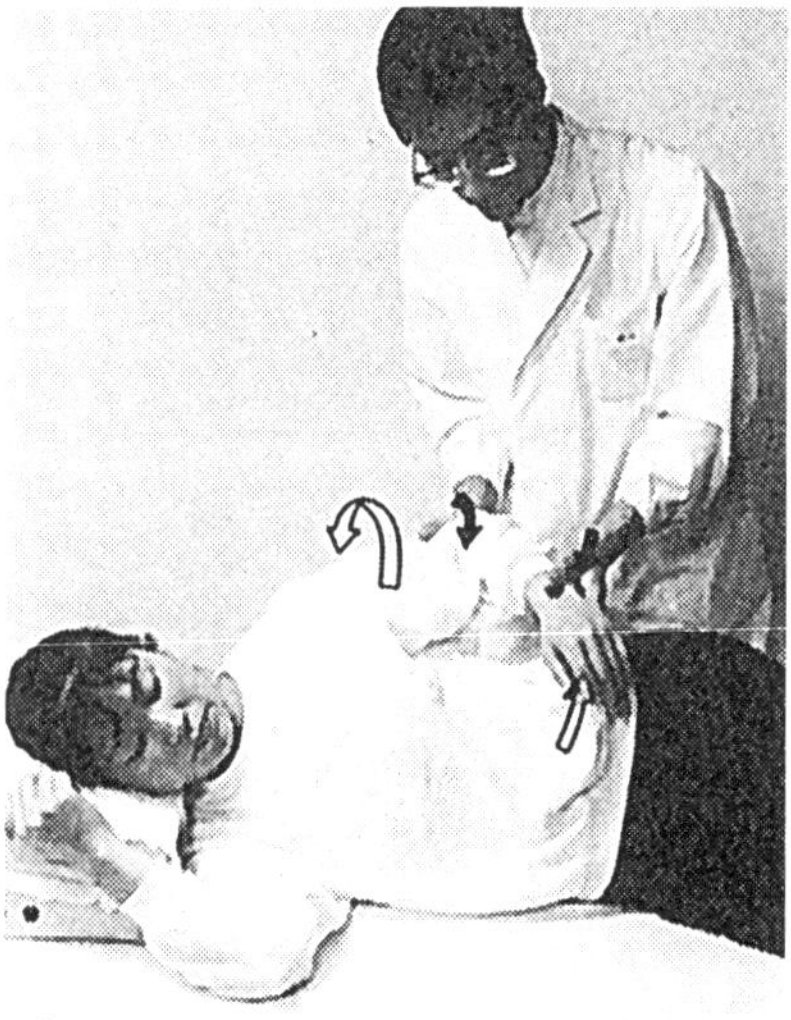

首のリハビリ操体も、左右を向く、左右に倒す、首（あご）を上げ下げするなどができます。いずれもいままでと同様、とにかく自分にとって気持よい方向、動きやすい向きをさぐり、そちらへゆっくり、息を吐きながら動かします。介助者がいるばあいは軽く抵抗を与えながら、動きにくいところの手前まで動かしてきたら、そこで止めて数秒ためをつくり、その後瞬間脱力。これを数回くり返してください。

2　歩行訓練に生かすリハビリ操体

ベッドから離れて歩けるようになることは、患者さんにとってとても大きな意味をもっています。生活の幅が広がり、ベッドに寝ていただけのころから比べると自分でできることがたくさんになります。生きる自信を回復する一つの契機だといえるでしょう。

ただし、それだけに何の障害もないときのように動きたいとムリをしたり、そのムリに疲れてまたベッドに戻りがちになってしまう恐れもないとはいえません。ここでも、「動かせるところから、動かせるほうへ」が回復への楽しい近道です。

◇歩き出す前の訓練

歩行訓練の前の段階として、立った姿勢でのバランスの保持、筋力の増強（麻痺のある足、ない足どちらにも必要）が必要です。

バランス保持のばあいには、立った姿勢で（手すりや杖を使っていてもよい）体重を静かに前後左右へ移動してみます。

最初はほんの少しでもよいのです。見た目にわからなくても、自分でいままで右足のかかとに体重をかけていたのが、つま先へ移すことができるだけでもよいのです。転ばないように注意しながら、少しずつ練習してください。

しっかり立てるようになったら、抵抗を受けることも試してみてください。たとえば立った姿勢で病室の壁を押してみたり、ベッドの手すりをつかんで引いたりしてみると、下半身のよい訓練になります。

◇足ぶみをしてみよう

足ぶみは操体法の基本運動のひとつです。歩く練習の最初の一歩がなかなか踏み出せない人には準備段階の運動として大きな効果を持っています。この足ぶみが自分なりにスムーズにできるようになれば、歩く動作もずいぶん簡単になっているはずです。

やり方は三二ページの基本運動2を見てください。この運動でからだのバランスはかなり矯正されます。

障害があるばあいは、自分なりにいちばん安定する立ち方をし、上がるほうの脚は余裕を残してなるべく高く上げ、麻痺した脚はムリせず上がるところまでにしておきます。

ムリして両脚を高く上げようとする必要はありません。自由な脚は高く、麻痺した脚はそれなりに、というのがその人にとってもっともバランスのとれた動きの一つです。

実際にやってみた人が不思議がるのですが、一見障害を強調するこうした足ぶみを続けていると、障害のある脚もだんだんに上がり始めるのです。からだ全体のバランスが改善されるからではないでしょうか。もちろん、障害の重い人は効果の出方はゆっくりになりますので、あせらないこと。

◇歩行訓練が始まったら

(a) たいせつなのは「障害を隠さない」こと

歩行訓練で大事なことは、周囲の人も本人も〝歩き方〟を決めつけないでラクなように歩くということです。

一般のリハビリでは、つい上がらないほうの脚を上げる練習をさせようとしてしまいますし、本人も見た目が〝よい〟障害のない歩き方に早く近づこうとあせって、障害のある脚を上げることばかりを考えがちです。

しかし、実際に歩行訓練をしてみて、どうですか？　せっかく歩けると思ったのに、上がらない脚を上げようとしてバランスをくずしていませんか。それよりも、下げるほうに力を入れると、歩きやすくありませんか。

もちろん、訓練は体力自体まだ回復しきっていない段階で始まるので、同じ距離を歩くのにも発病前より苦労することは確かです。しかし、もしムリな訓練によって疲れをふやしているのだとしたら、もったいない話です。ですから、試しに歩きやすい格好で歩いてみることをおすすめします。障害がはっきりわかる歩き方でよいのです。そして、障害を隠そうとした歩き方と同じ距離を歩いてみて、どちらが歩きやすいかをよく比較してみてください。見た目がよいか悪いかは気にしないこと。あくまでも、自分のからだにとってどんな歩き方が気持よいかを探ってくださ い。

たとえば、左下肢がうまく動かないとき、装具をつけてもつけなくても、左下肢の踏み出しはどの程度にするか、あるいは心もち外側へ向けて踏み出したほうがラクか、内側へ向けたほうがラクか、などを自分のからだに聞きながらやるのです。また、麻痺のない側の右足の踏み出しもどのていどがよいか、膝の上げ方はどのへんまでラクに上がるか、腕の振りもラクに自然に動かせるところはどのへんかなども、からだにたしかめながら行ないます。したがって、人により障害の程度によって、まちまちの歩き方になるのです。

たいていの人は、訓練を始めた時点では障害をムリに隠そうとしない歩き方のほうが歩きやすいのです。しかも、そうしていると足ぶみのときと同じように障害のある脚も上がってくるのです。障害の軽い人なら二〇〜三〇メートルも歩けばハッキリわかります。

訓練をしているうちに、からだの動きは徐々に変わっていくので、そのときにもっとも動きやすい歩き方を見つけるように、常に自分のからだの動きに注意していてください。

また、訓練のとき、それぞれの動きのなかで疲れる前に休みをちょくちょく入れる工夫が、リハビリの効果をより上げる方法でしょう。

歩行訓練には、段階に応じて歩行器や平行棒、杖、階段などの器具を使いますが、それぞれの訓練のさいちゅうに横歩きをしてみたり、転ぶ心配がなければ後ろへも歩いてみたりすると、意外と歩きやすい方向が見つかることがあります。これは疲れ直しにもなるし、筋力強化とバランスの保持にも役立つものです。

以下、さまざまな歩行訓練のチェックポイントを、図を見ながらあげていきましょう。

(b)　手すり（平行棒・椅子・杖）を使った訓練のとき（第Ⅱ－9図）

①安定した立ち方を見つける……どんな訓練のときも、歩き出す前に、どんな立ち方がもっともバランスがよいか自分のからだに聞いてみてください。そのさい、

＊ふつう麻痺のない足に体重をかけますが、つま先にかけるのがよいか、かかとにかけるのがよいか、また内側（親指側）か外側（小指側）かも人それぞれです。あなたはどこに体重をかけるのがよいでしょうか？

第Ⅱ－9図　平行棒（手すり，椅子，杖も同じ）を使った歩行訓練のチェックポイント

①両脚でからだを支え，麻痺のない手を前に出す

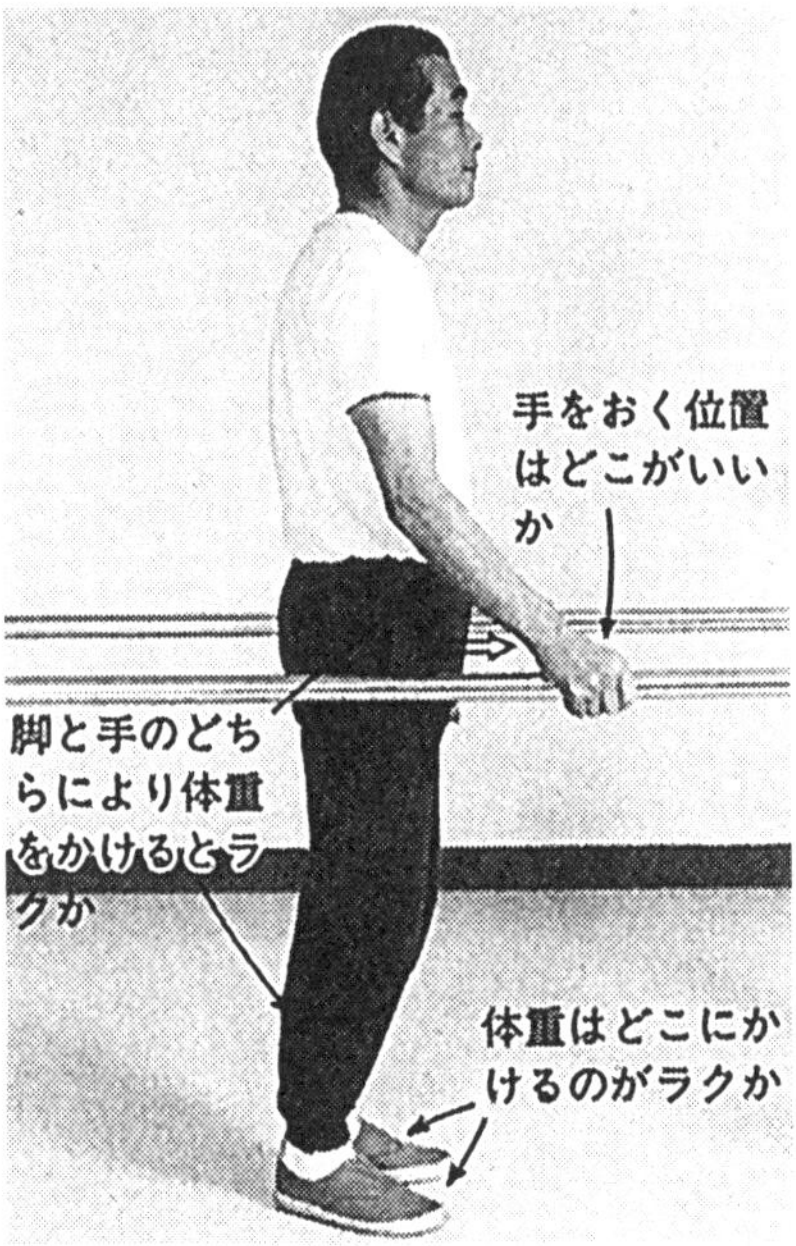
手をおく位置はどこがいいか
脚と手のどちらにより体重をかけるとラクか
体重はどこにかけるのがラクか

②麻痺のない手と脚でからだを支え，麻痺のある脚を振り出す

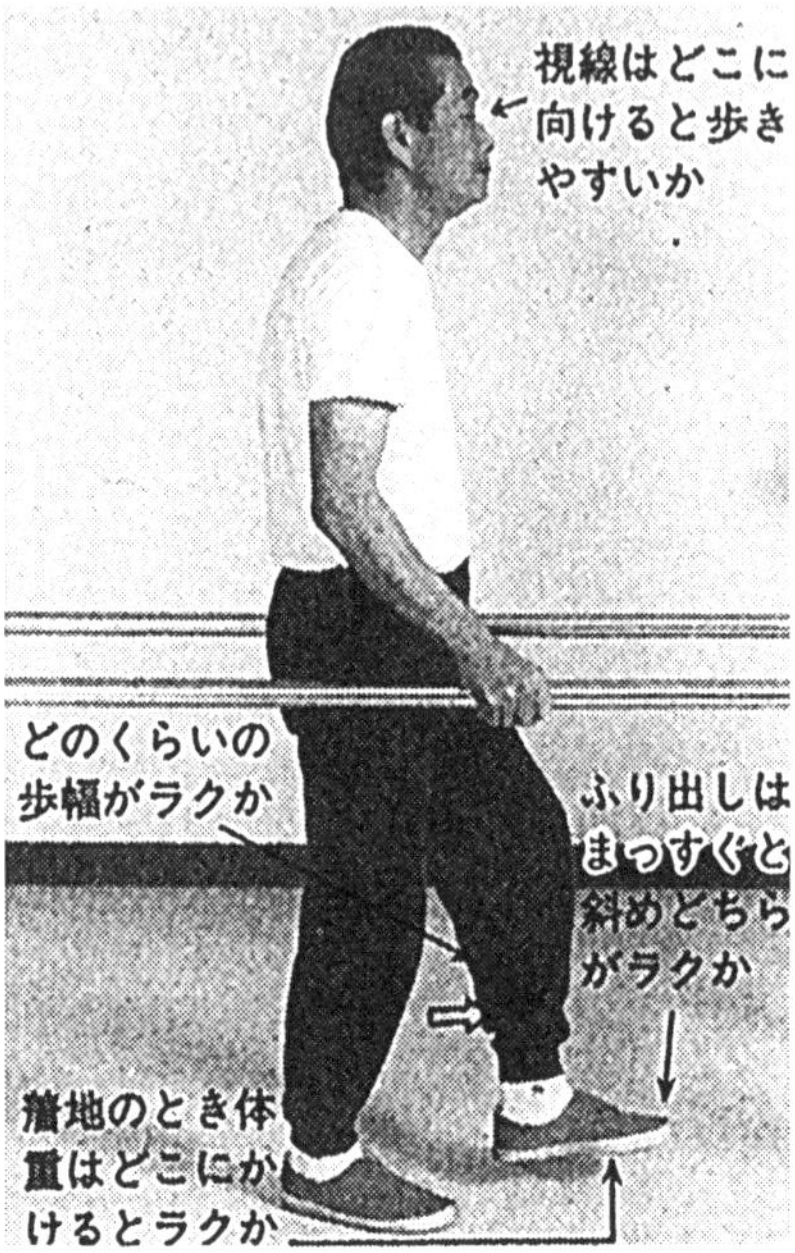
視線はどこに向けると歩きやすいか
どのくらいの歩幅がラクか
ふり出しはまっすぐと斜めどちらがラクか
着地のとき体重はどこにかけるとラクか

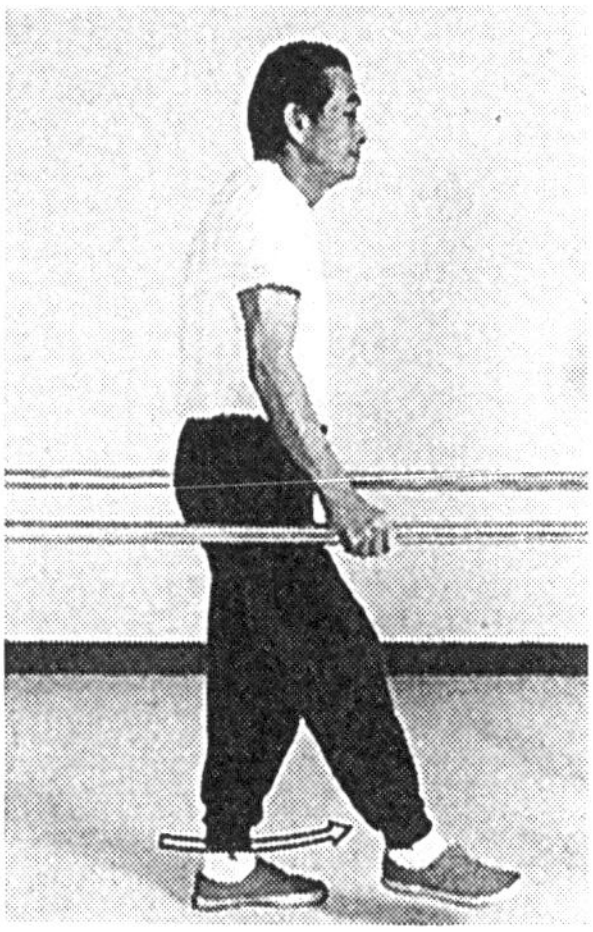

③麻痺のある脚とない手でからだを支え、麻痺のない脚を振り出す

＊支えとする手も、からだの真横に置くのがよいか、やや前に置くのがよいかなどを試してみてください。

＊手に力をかけるのがよいか、足にかけるのがよいかも人によって違います。

②最初の一歩の振り出し方……麻痺のあるほう、ないほうどちらを振り出すにしても、
＊どのくらいの幅で振り出すとムリがないか。
＊まっすぐ振り出すのと、やや内側や外側へ振り出すのでは、どれがいちばん足が動きやすいか。
＊着地して、体重をかけるのはつま先かかかとか、また内側か外側か。
といったことを確かめながら振り出してください。

③歩き続けるために……歩き続けることは、①②のくり返しになりますが、さらに、足の振り出し方で、振り出しやすいほう（多くは麻痺のない足）をよけい遠くに振り出す歩き方でよいのです。歩行が続き始めるとつい麻痺のある足を麻痺のない足と同じように振り出したくてムリをしがちですが、前にも述べた〝障害を隠さない歩き方〟でよいのだということを忘れずに。杖歩行のときは、横歩きも試してみてください。案外やりやすいことがあります。

また、全体を通じて視線をどこに向けるかで姿勢は大きく変わってきますので、上・正面・下と視線を変えて試してみてください。

(c) 杖歩行による方向転換のとき

（第Ⅱ－10図）

杖歩行の方向転換のときも、まっすぐ歩くときのチェックポイントはすべて注意してください。そのほかに、右回りと左回り両方を

第Ⅱ－10図　方向転換のときのチェックポイント

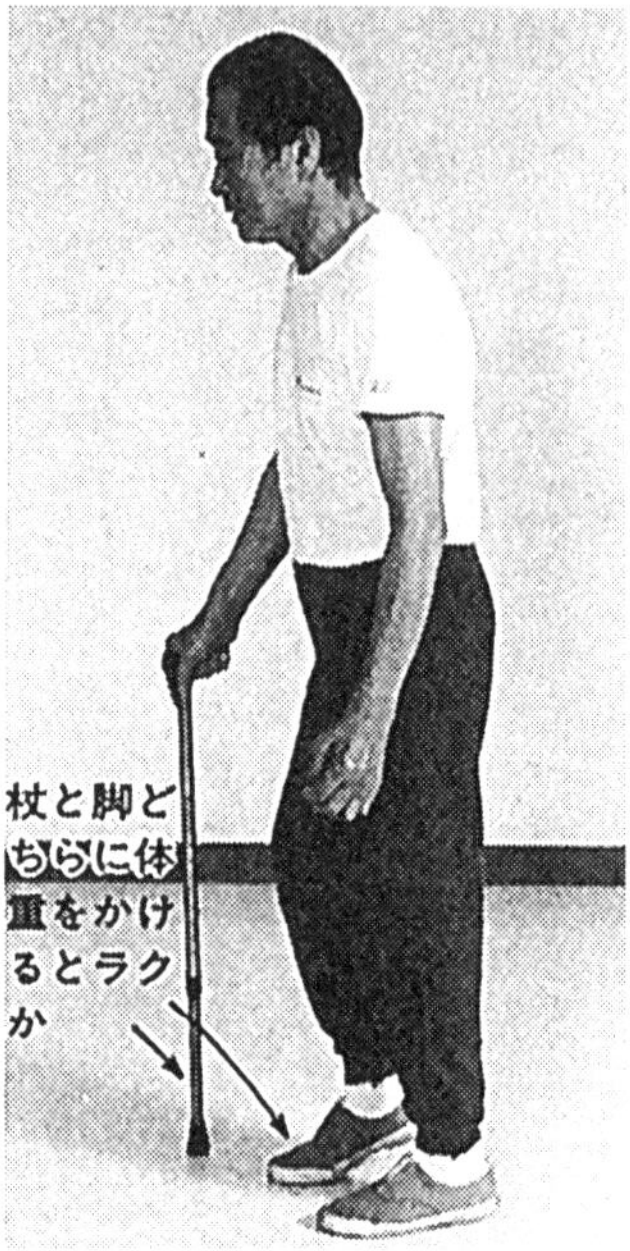
杖と脚どちらに体重をかけるとラクか

①麻痺のある側への方向転換（このばあいは左）は、麻痺のある脚を軸にする

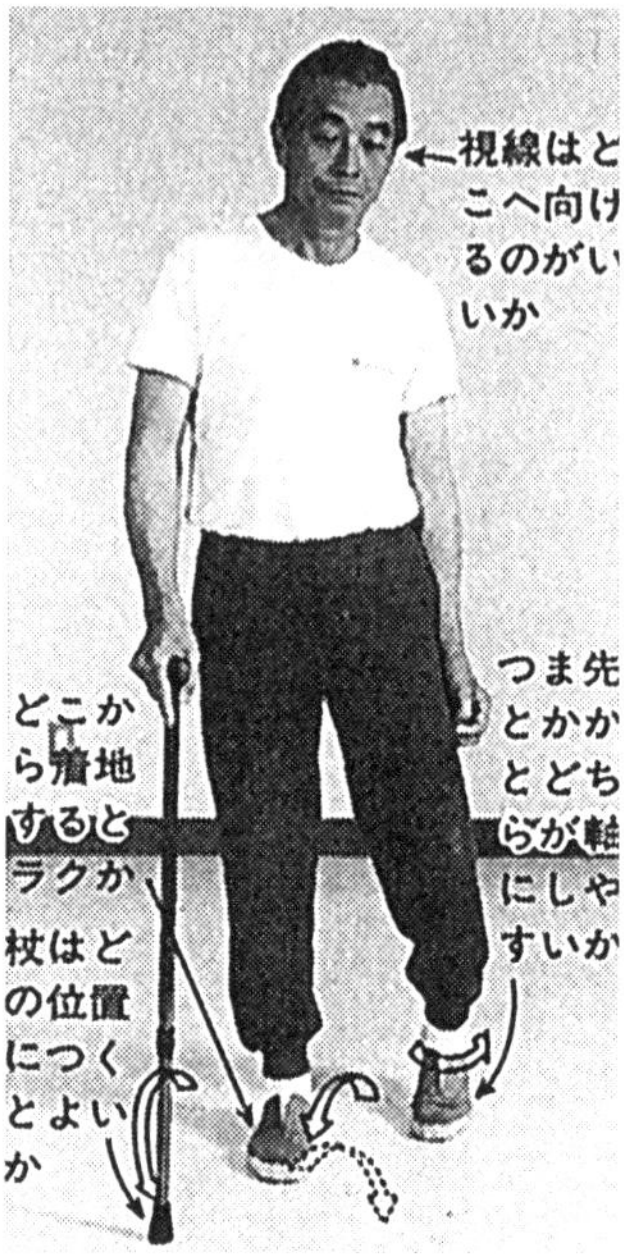
視線はどこへ向けるのがいいか
どこから着地するとラクか
杖はどの位置につくとよいか
つま先とかかとどちらが軸にしやすいか

②麻痺のない脚がある脚と交差しないように、小刻みに方向を変える

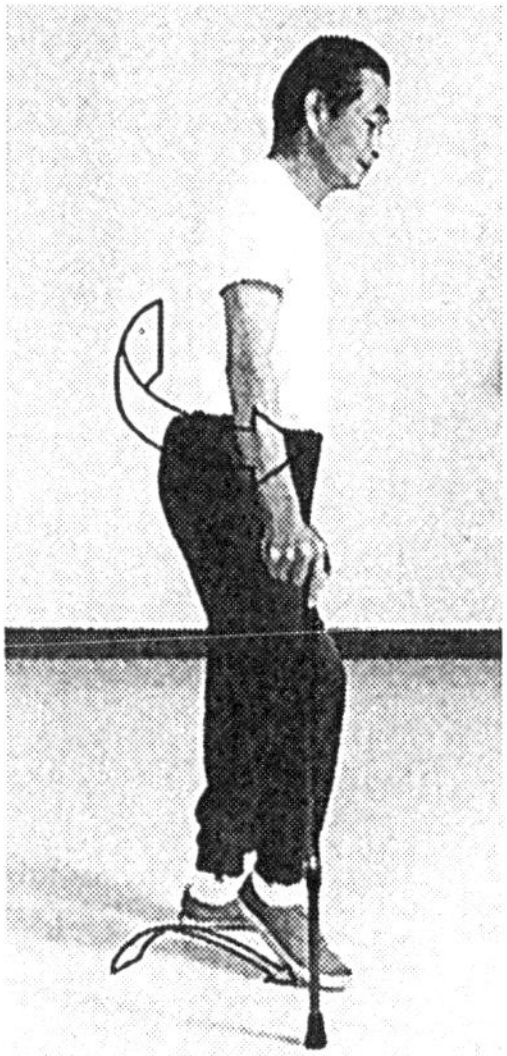

③方向転換完了

練習しますが、動きやすいほうを多く練習するようにしてください。

(d) 階段の昇り降りのとき

（第Ⅱ－11図）

階段の昇り降りでも、体重のかけ方や手足の出し方・置き方などのチェックはいままでと同じです。そのほかに、横昇り（降り）や後ろ降り（昇り）も試して

第Ⅱ－11図　階段を昇るときのチェックポイント（降りるときも同様）

①杖を出す　②麻痺のない脚を上げる　③麻痺のある脚を上げる

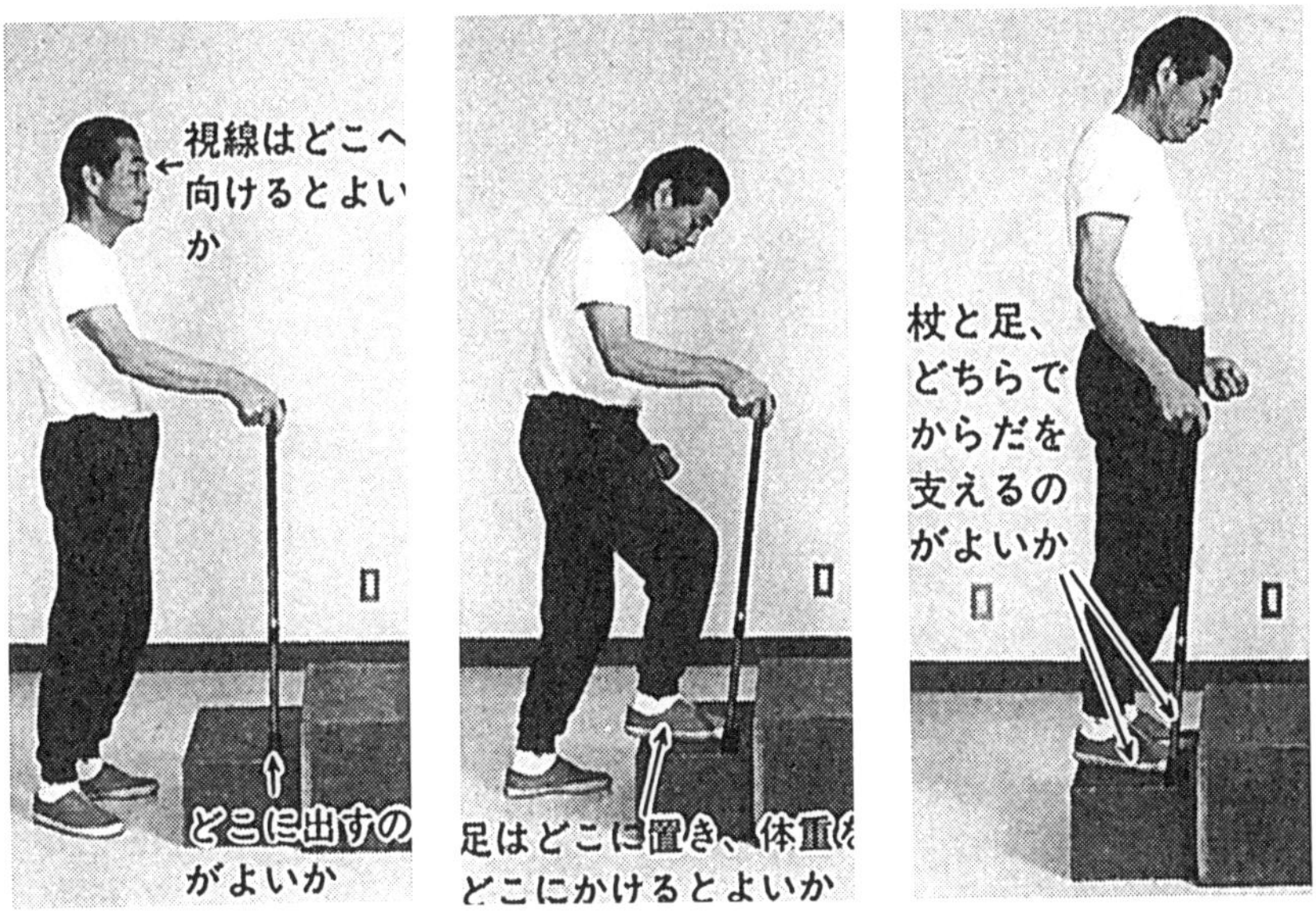
視線はどこへ向けるとよいか
どこに出すのがよいか
足はどこに置き、体重をどこにかけるとよいか
杖と足、どちらでからだを支えるのがよいか

ください。ただし、後ろへ進むときは転ぶ危険が大きいので、くれぐれも注意してください。

以上のチェックポイントは、何か特殊な、操体法独自の歩行訓練をするためのものではありません。ふつうに行なわれているリハビリを、よりスムーズに、効率よく続けるために気をつけておくとよいものです。そして、からだのラクな方向へ動かすことができれば、それが操体法なのです。

なお、歩行訓練に限りませんが、本当は靴をはかないでいられるとよいのです（装具の靴は別です）。いまの靴は見ばえ優先で幅が狭いので、指が自由に動きません。これはバランスよく立つのにもよくないし、足のどこに力をかけると都合がよいか悪いかもわからなくなってしまいます。靴をはくなら、なるべく指が自由になる、幅にゆとりのあるものを使ってください。

3 器具訓練に生かす操体法

リハビリ室での器具を使った訓練は、効率のよい機能回復の場所であると同時に、それぞれ訓練に励む同じ仲間と顔を合わせるやりがいの出る時間でもあります。いろいろな人の顔を見て話をするのも大事なリハビリになりますので、せっかくの機会にわき目もふらずに器具と格闘するより、少し休みもとりながら、周りを見回す余裕をもってみてください。器具訓練のばあいでも、操体法の考えをとり入れて「頑張りすぎずに、効率よく」リハビリをすすめることはできるのです。

◇歩行器訓練のとき

(a) 回る方向もときには逆に

歩行器でリハビリ室内を一周できるようになること、これは大変な進歩です。一周できれば徐々に二周、三周と回数をふやしていくことになります。ただ、このときに何回かに一回くらいはいつもと逆の方向へ（周囲に注意しながら）歩いてみてください。

通常リハビリ室はそれほど広くないので、一周するにしても、けっこう急なカーブを描いていています。それだけ、ける足への力の入れ方が大きくなったり、体重のバランスも一方に偏りやすいのです。逆回りをするときは麻痺のあるほうの足にいつもより多少の負担がかかると思いますが、それを疲れるほどする必要はないのです。からだ全体のバランスを戻すために、たまには逆へ回ってみてください、ということです。

同じことですが、ときには横歩きに挑戦してみたり、スペースがあればジグザグ歩きもやってみてください。ただし、歩行器の器種によっては固定されたタイヤがついていて、つっかかってしまうこともあるので、転んだりしないようムリはしないでください。

(b)　足の配りをチェックしてみよう

歩行器で練習を始めたときは、前へ進むのに一所懸命で足の配りなど考えている余裕はないと思います。そういうときは、からだにいちばん自然な状態になっていることが多いようです。まずはそれでよいのですが、少し余裕がでてきたら（つまり回復がすすめば）、最初は自然だった歩き方もからだの状態に合わないようになっているかもしれません。いろいろな歩き方を試してみて、自分に合った歩き方をからだに聞いてみてください。

そのさいのチェックポイントとしては、

①どちらの足から出すのがよいか

②親指側に力を入れるのがよいか、小指側に力を入れるのがよいか

③斜めに足を出してみるとどうか

④からだは歩行器に近づけるのがよいか、遠ざけるのがよいか

⑤手はどこに置くとよいか

といったことから試してみてください。

(c) 歩行器を使って操体法

歩行器は歩く訓練のためだけのものではありません。ベッドに寝ているときに比べると、歩行器で立っている状態は、からだがとても動かしやすくなっています。ちょっとひ

第Ⅱ－12図　歩行器で歩くとき

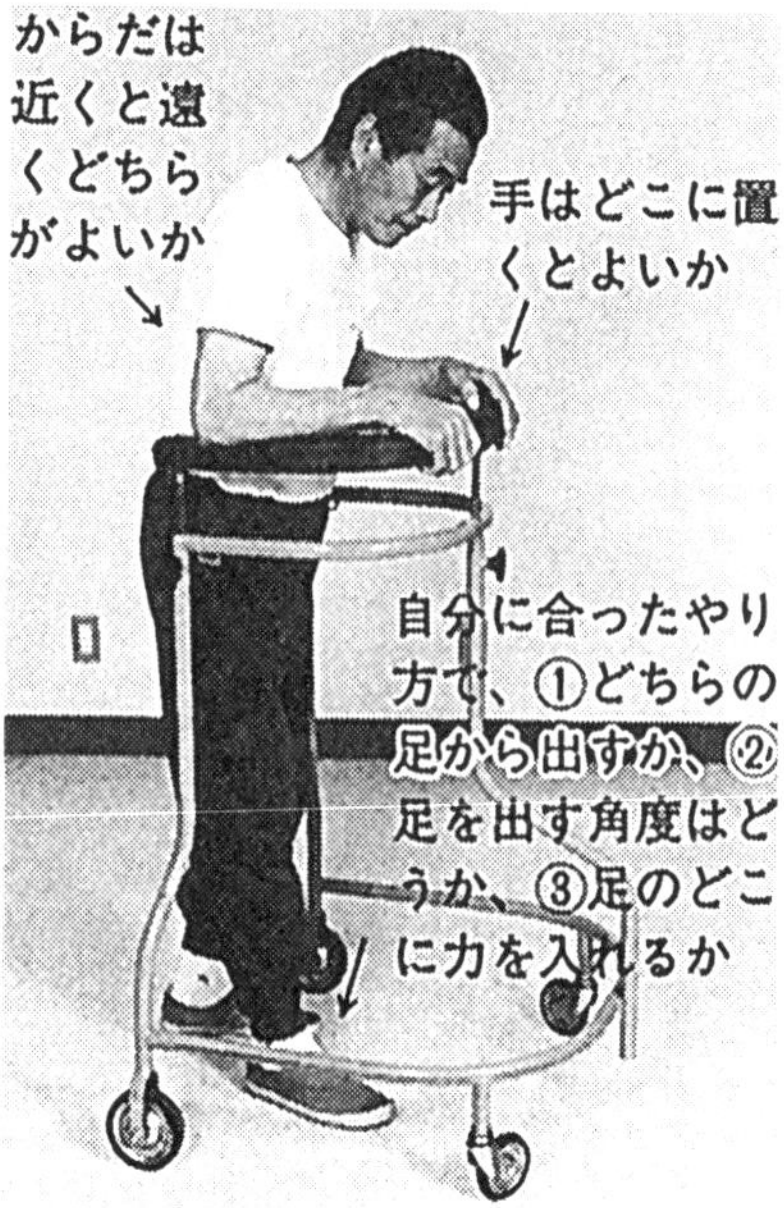
からだは近くと遠くどちらがよいか
手はどこに置くとよいか
自分に合ったやり方で、①どちらの足から出すか、②足を出す角度はどうか、③足のどこに力を入れるか

第Ⅱ－13図　歩行器を使って操体法

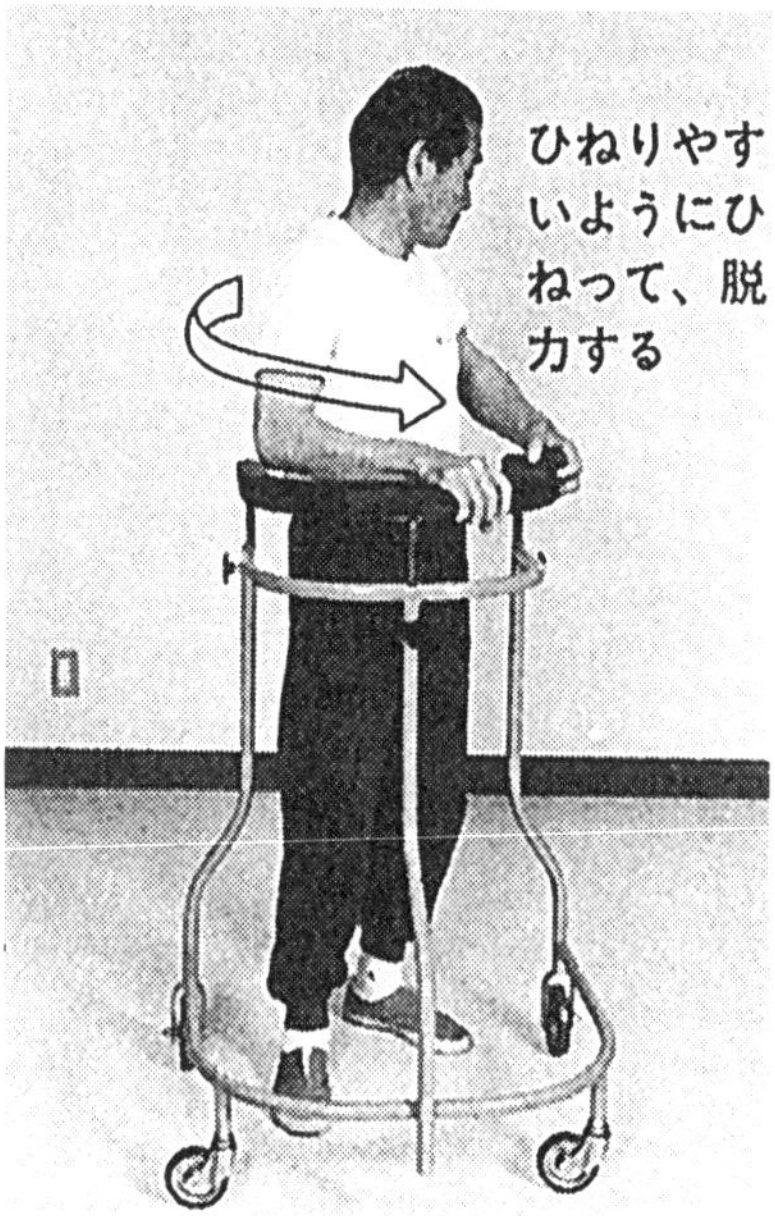
ひねりやすいようにひねって、脱力する

と息ついたときに、首をひねって脱力する、上体をひねって脱力する、などの動きを試してみてください。このときも、ひねりやすいほうを中心にすればよいのです。

◇回内・回外訓練器のとき

この器具（第Ⅱ－14図）は目盛がついていて、どこまでひねれるかがわかると同時に、握りの固さを調節して筋力強化もできるようになっています。使うときは、次のような点に注意してみてください。

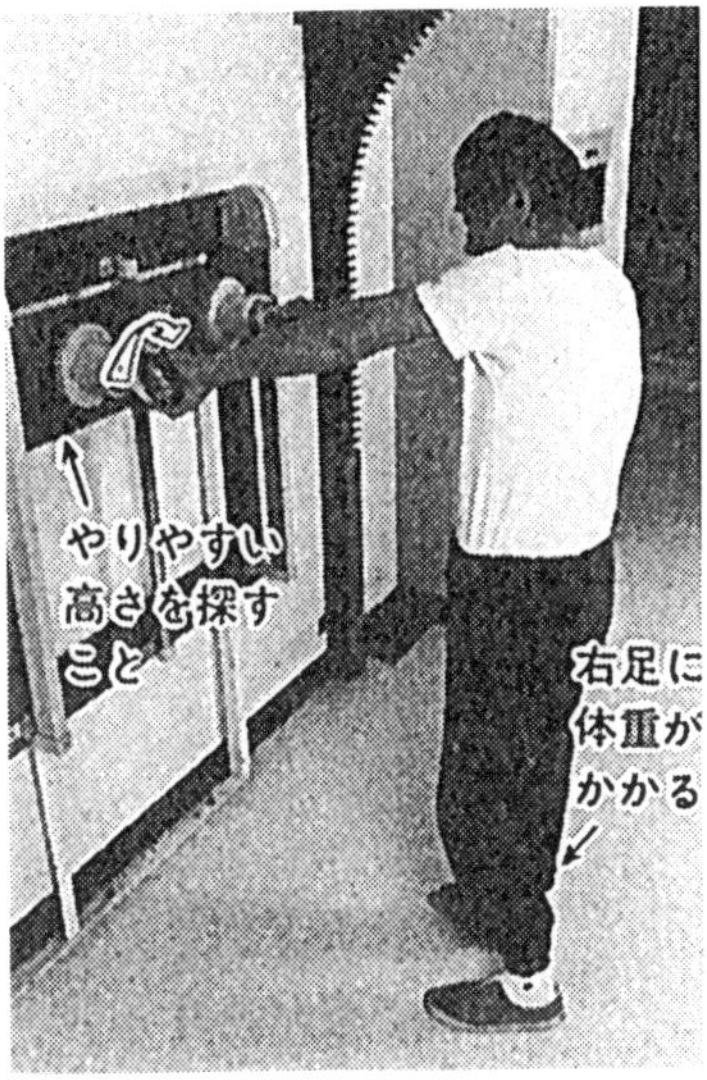
やりやすい高さを探すこと
右足に体重がかかる

第Ⅱ－14図　左手を訓練するときは，右脚に体重をかける

(a)　麻痺のある手を訓練するとき

①重心の位置に気をつける――たとえば右手を訓練しているときは、お尻の左側に体重をのせるような気持でやってみてください。

②内側、外側両方向のひねりを練習しますが、両方を同じ回数やろうとするのではなく、やりやすい方向を一〇回ならやりにくい方向は三～四回でやめておきましょう。もし外側へひねることがむずかしいときは、まず内側へひねって、握りは麻痺のない手で戻し、また内側へひねることをく

り返すことから始めてもよいのです。

③やりやすいほう、やりにくいほうどちらへ回すにしても、痛いのをこらえながら回る角度を多くしようと頑張るのではなく、いま回るところまでいったらそこでしばらく力をためて、ため息とともに脱力する操体法の動きをとり入れてください。

固くなっていた筋肉の緊張がほぐれ、気がつくと前よりもずっと動く範囲が多くなっているはずです。

(b) 麻痺のない手の筋力強化のとき

麻痺のない手を筋力強化するときは、力が入りやすいのでついバタバタと急な動きになってしまいがちです。やりやすい方向へ力を入れて脱力し、ひと息ついてから反対方向へ回してまた脱力、というように休みをとること、脱力をとり入れることを心がけてみてください。

(c) 両手を同時に訓練するとき

脱力することや、動きやすい方向をより多くすることはこれまでと同じです。ほかには、両手をバラバラに動かすのではなく、同じ方向へそろえて動かすようにしましょう。そのほうが、からだにとってはスムーズで親切な動きになるはずです。いろいろ試して、もっとも自然な動きを見つけてください。

◇手関節伸展・屈曲訓練器のとき

この器具を使うときも、回内・回外訓練器と同じで、押すにしても引くにしても、やりやすいほうから始めます。くり返しになりますが、引くのがむずかしいときに、ムリに引くことばかりを練習しても、かえってその筋肉が緊張してしまいます。動かしやすいほうへ動かして、脱力する。このとき筋肉の緊張がゆるむので、逆のやりにくかった方向へも少し動かせるようになるのです。具体的には、

①やりやすい方向へ回すことから始める。最初は、やりやすいほうだけでもよい
②両方へ回すときも、やりやすい方向を多くする
③一回ごとに脱力をする

の三点を意識していてください。

なお、右手を使うときは、左側へ、左手のときは右側へ体重をかけることも忘れずに。

第Ⅱ－15図　手関節伸展・屈曲訓練器の訓練

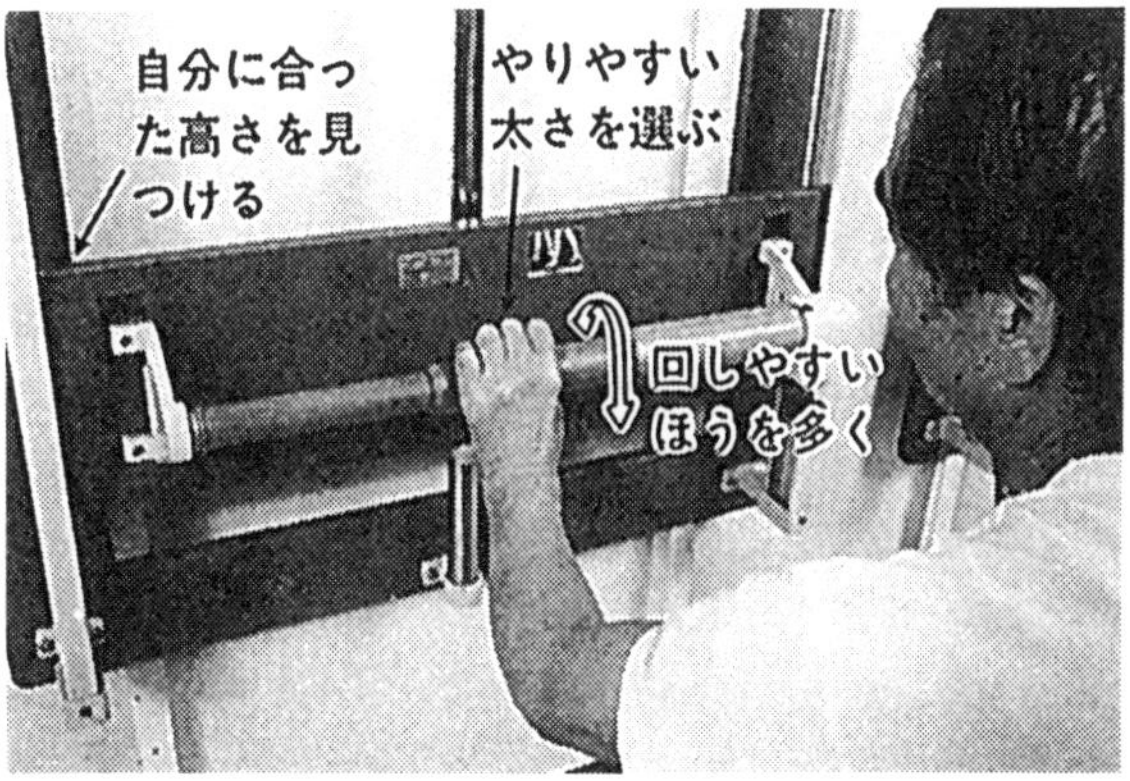
自分に合った高さを見つける
やりやすい太さを選ぶ
回しやすいほうを多く

◇ショルダーホイール訓練のとき

このばあいもこれまでと同じ考え方です。

①最初から一回転させようとムリをするのではなく、回るところまでで止めて脱力し、麻痺のない手で元に戻してまた同じ動きをくり返す。そのうちに、回る範囲が広がります。

②右回り、左回りを同回数やるのではなく、回しやすい方向を多くする。

③使う手と反対側の脚に体重をのせる。

こうしたことに気をつけていると、よりスムーズな機能回復ができるはずです。

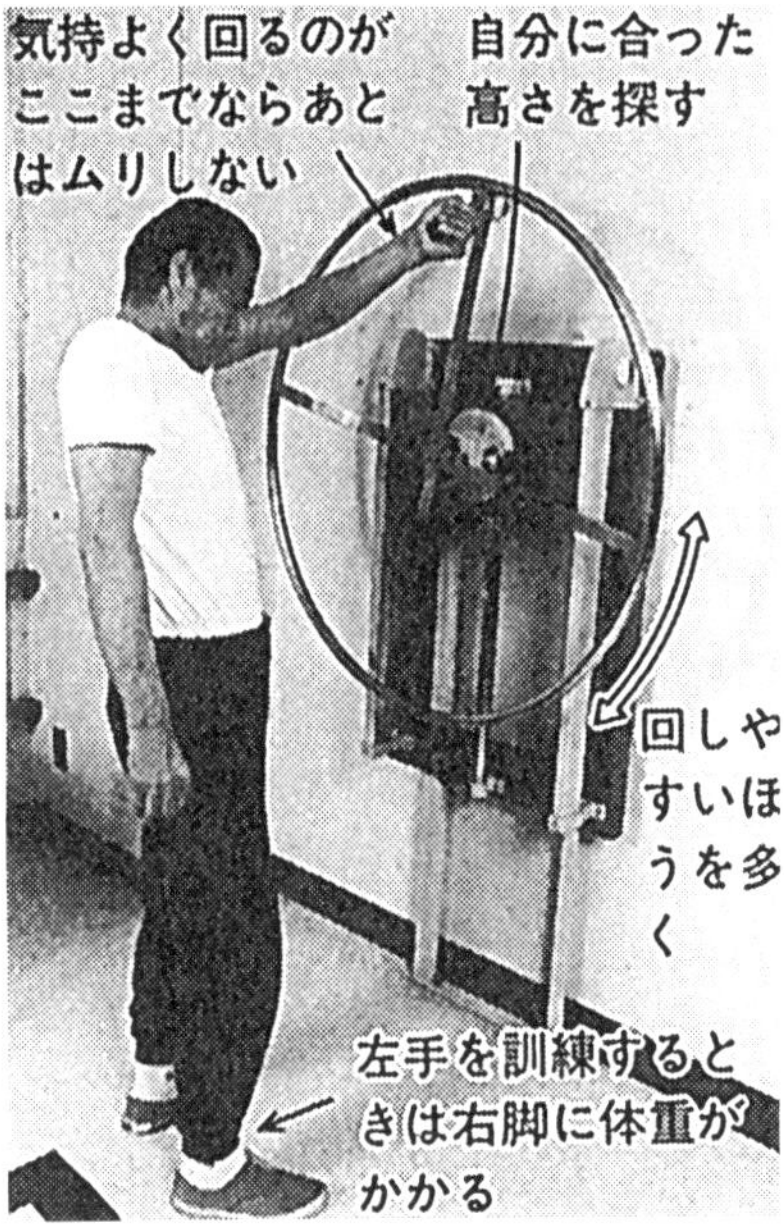

気持よく回るのがここまでならあとはムリしない
自分に合った高さを探す
回しやすいほうを多く
左手を訓練するときは右脚に体重がかかる

第Ⅱ－16図　ショルダーホイールの訓練

◇重錘・滑車訓練器のとき

一般にはこの器具は、機能回復にしても筋力強化にしても、錘《おもり》一個をどこまで上げられるかから始まって、徐々に錘をふやすことに使われています。

これはこれでよいのですが、錘を上げた状態で脱力すると錘が落ちて意外に大きな音をたてます。くり返すと周りの人にうるさいので、錘の上げ下げをするときと脱力をするばあいは分けて練習しましょう。

(a)　錘を上げ下げするとき

①麻痺のないほうの手で引く回数を多めにしましょう。

②同じ手で引くときも器具のほうを向いて引く、器具に背中を向けてボールを投げる姿勢になる、横に向いて引く、などいろいろなやり方がありますが、そのときもやりやすい引き方を多く、やりにくい引き方は少なめにしておきましょう。

③足の配りに気をつけましょう。やってみればわかりますが、引く手と反対側の足でふんばるようにすると動作がラクになります。

たとえば、器具に背を向けて引くときは、野球のボールを投げる姿勢と、足をそろえたり投げる手と同じ足を前に出したりする姿勢とではどちらがやりやすいか試してみてください。きっとボール投げでの姿勢がやりやすいはずです。

第Ⅱ－17図　重錘・滑車訓練器の訓練

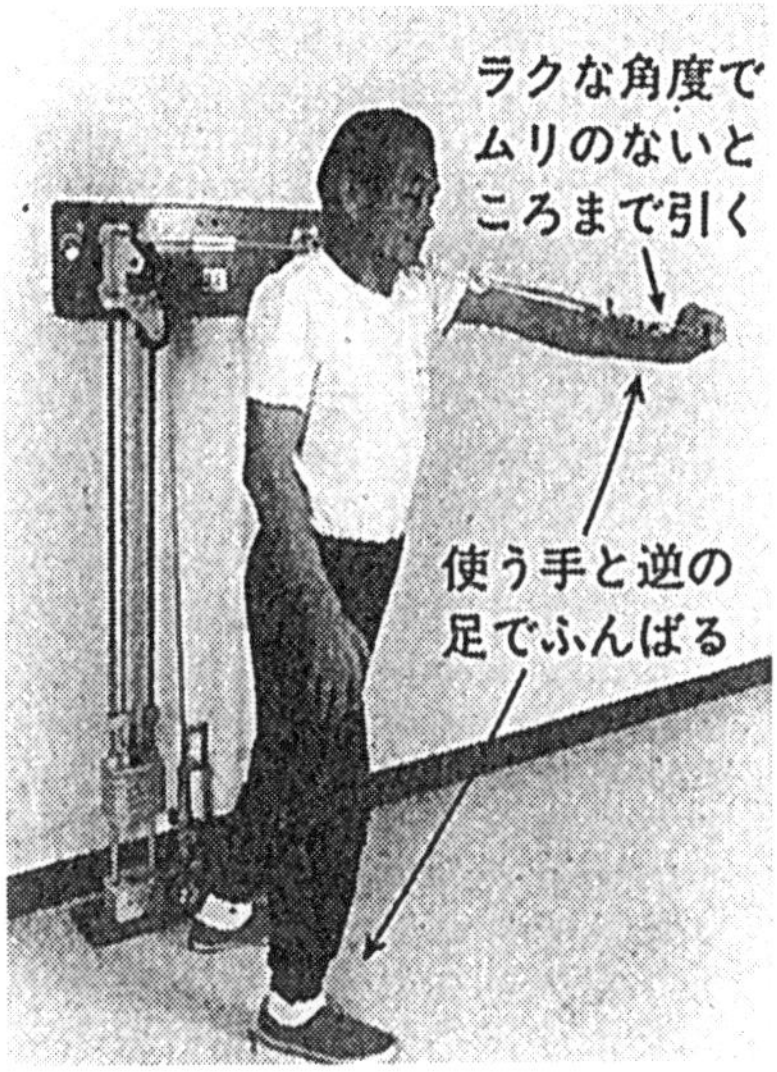
ラクな角度でムリのないところまで引く
使う手と逆の足でふんばる

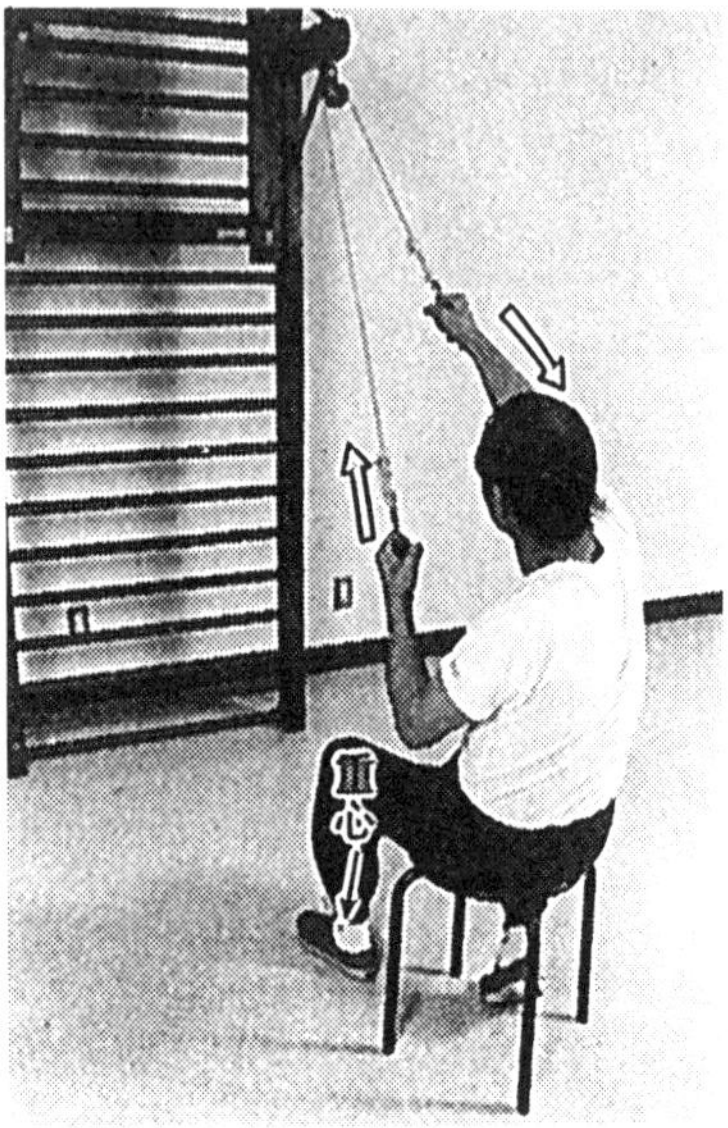

第Ⅱ－18図　滑車の訓練。右手で引くときは，左脚を前に出してふんばる。左手は引っぱられる動きに任せる

(b) 脱力に使うとき

脱力に使うときは、錘の数をふやして上げられないようにしておき、引っぱります。これ以上は引けないところまできたら、ため息とともに脱力します。これを前向き、後向き、横向きなどいろいろな姿勢で、錘の上げ下げの運動のあい間にとり入れてみてください。重い錘を上げ下げして、緊張している筋肉が柔らかくなります。

◇滑車を使うとき

滑車はひっかけるところさえあれば使い方は無限にあります。立って使ってもよいし、座って使ってもかまいません。腕の角度も、頭の上から足もとまで一八〇度の応用ができます。どんな姿勢が自分に気持よい動きか、あれこれ探すことを楽しみながら訓練してください。

そのさい、ガムシャラに両腕に力を入れて交互に引くのではなく、引きやすいほうの腕に力を入れて、反対の腕はその動きに従って引っぱられるようなつもりで使ってみてください。

両側交互にガムシャラに引いていると、どうも上体だけに力が入りすぎて緊張してしまいますし、足の配りもバラバラになりがちです。それよりも、まず右腕なら右腕で引くことを決めて、そのときは左足に体重をかけてやってみると、上半身も下半身もからだ全体がその動きのために連動してひとつの動きをつくる感覚がわかります。

◇自転車を使うとき

自転車をこぐときは、スピードメーターがついているので速度を上げることにばかり気をとられがちですが、座り方（お尻のどこに体重をかけるか）や手の置き方も、どうすればいちばんこぎやすいかいろいろな姿勢を試してください。

そのほかには、

①右脚が使いやすい人は右脚でこぐようなつもりで、左脚は添える程度にする。そのうちに左脚もこぎやすくなってきたら、左脚でこぐ訓練もするように。もちろん、左脚が使いやすい人はこの逆になります。

②後ろへこぐとチェーンがから回りして抵抗がかかりません。しかし、一方向だけに回すことで生じる筋肉の偏った緊張をほぐすため、ときどきは後ろにもこいでみてください。

こうしたことを心がけてください。

◇作業法訓練のとき（ふきそうじのばあい）

この療法も、ただ漫然とやっていたのでは単調ですぐ飽きてしまいます。せっかくの訓練ですから、楽しみながらやりたいもの。そのためには、

①どちらの方向へ手を回すのがよいか

②手を回すときの円の大きさは大きく回すのがよいか、小さく回すのがよいか

③ジグザグに机の端から端までふいてみるのがよいか

などを自分のからだに聞きながら訓練してみてください。つまり、ふきそうじの訓練と同時に、からだの快・不快の信号を聞き取る訓練にしてしまうのです。これは他のどんな訓

第Ⅱ－19図　作業療法の訓練

（ふきそうじのとき）

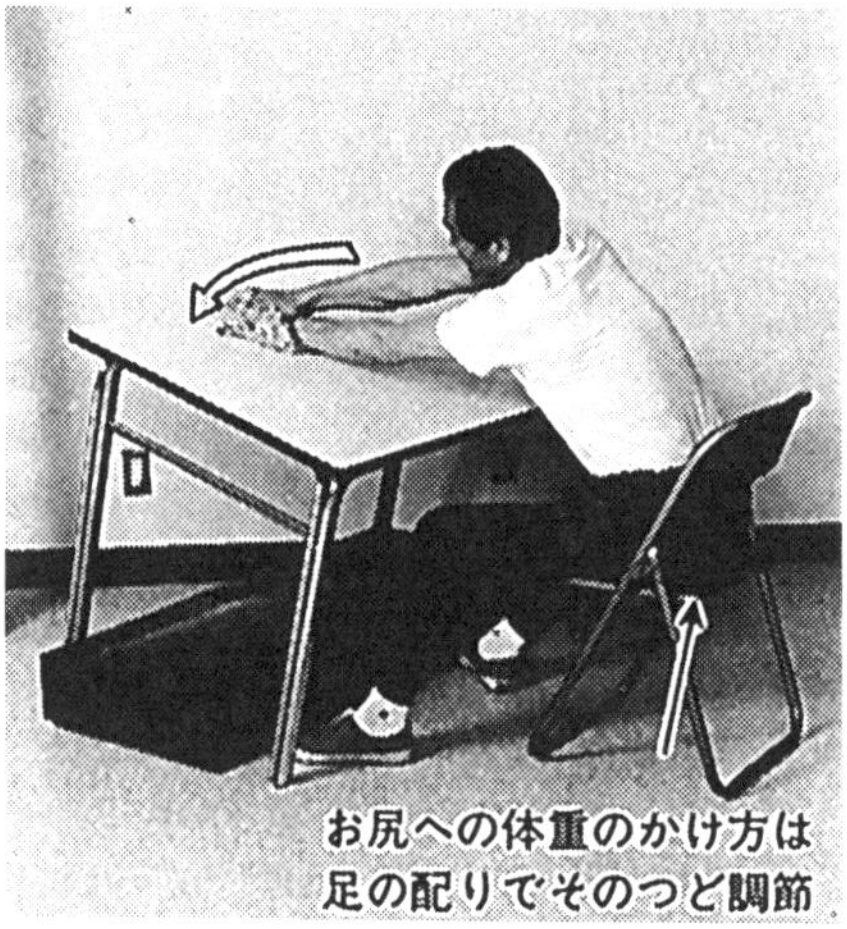
お尻への体重のかけ方は
足の配りでそのつど調節

第Ⅱ－20図　動かしやすい方向を見つけよう

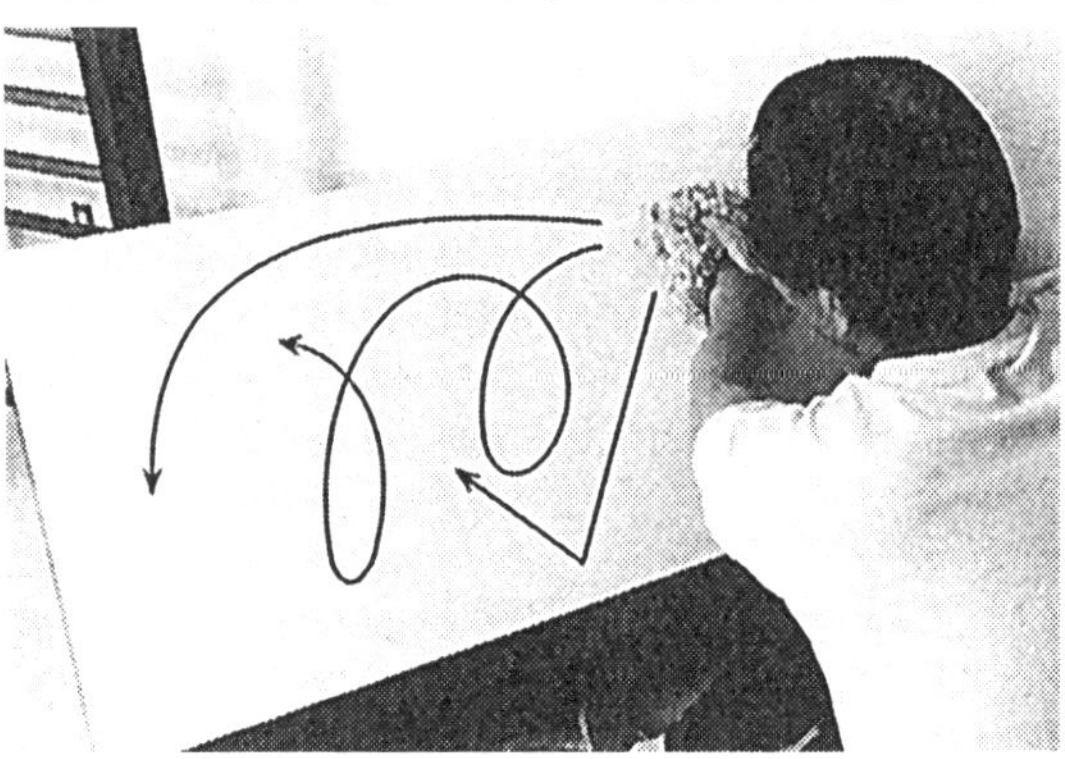

練のときも同じです。そうしているうちに、とくに訓練をしていないときでも自分にラクなように動けるようになればしめたもの。

そのほかには、

④動かしやすい方向を多く練習する

⑤右手でふきそうじをするときは、左脚をやや前に出してそちらに体重をのせる

といったことを心がけてください。

◇その他の訓練（マット運動、けんすいなど）
——すべてに操体法流の動きをプラスしてみよう——

ここでとり上げた以外にも、リハビリ室での訓練はたくさんあります。たとえばダンベルやけんすいがありますし、マット上での運動になれば足の上下、寝がえり、四つん這いなどさまざまです。いずれのばあいも、

①からだを痛めつけることが回復の早道ではなく、休み休みの訓練が筋肉の緊張とゆるみを適度にもたらし、効率よい回復になること

②自分のやりやすいところから、動かしやすいほうへ動かすことから始めること

③同じ動きばかりくり返していないで、ときには逆の動きをしてみることに気をつけて、自分でいろいろと工夫してみてください。ときにはその場でやりにくかったことがラクにできるようになることもあります。また、すぐには気づかなくとも、訓練

以外のときにそれまで上がらなかった腕が上がって、「あ、こんなことができるようになった」などと気がつく嬉しい瞬間がやってきます。ほんの少しの動きでもできるようになれば、それはとても素晴らしい回復への一歩なのです。そうした一歩一歩を積み重ねるように、訓練も楽しみながら続けてください。

4 退院したら

退院してからのリハビリは患者さんにとってよりたいせつになります。入院中は、同じような患者さんもいる、介助し励ましてくれる人も専門的な介護者もいる、訓練の目標もある、毎日、訓練の時間がある、等々、リハビリの条件がそろっています。

ところが、何週間、何カ月の努力が実り、それぞれのゴール（目標）までたどり着いて、家に帰ってからのリハビリのメニューをもらって退院するのですが、これからが問題。一人である程度はできる状態であれば、積極的に動き、家庭にも溶け込み、社会にも出て行ける。しかし、引っ込み思案になると、家にとじこもりがちとなり、リハビリでせっかく使えるようになった手足や、頭の動きまでもが後退しがちとなります。悪くすると寝たきりになってしまうこともあるのです。

脳卒中（出血）で倒れた七〇過ぎのあるおばあちゃんが、脳外科専門病院での治療の後、リハビリで日常生活の行動能力（ADL＝日常生活動作）の向上をはかるべく私どもの病院にきました。寝たきりのような状態からのリハビリが始まり、座位での姿勢保持から歩行器での歩行までいき、食事も自分で食べられるまでになりました。ところが退院後、お嫁さんの献身的な努力にもかかわらず、まったくの寝たきりになってしまったのです。話をきいてみると、どうも本人のやる気の問題のようでした。操体法の操法をリハビリで励行する以前の問題なのです。患者さんに、生きよう、少しでも社会に興味を持って自分なりに楽しんでやりましょうと励まし、その力を引き出せる工夫が必要なのです。

逆に成功したおじいちゃんの例があります。

七二歳のおじいちゃんが脳梗塞で倒れ救急車で運ばれてきました。右半身麻痺。よくしゃべれず、物を食べるとこぼす、味噌汁もこぼれる。舌を前に伸ばしても舌がくの字に曲がる。右上下肢も力が入らず立てない。

――そんな状態からリハビリが出発しました。

ベッドの中では、まず動く手足を動かし、そのうちに麻痺側でも、少しでも動く部分、手や足の指を動かす訓練をしていきました。血圧等のコントロールや脳浮腫の予防対策を併せて行なったことはもちろんです。寝返りも自分で動きやすいほうへの動きから始め、坐位になるにも、ベッドにつけた帯を引っぱって座る。ベッド脇に座る訓練、ハイハイをしながらのリハビリ、立ち上がり、平行棒内の歩行から、歩行車によりかかっての歩行、そして杖歩行へと進みました。

歩くときも、上がるほうの足をより高く上げ、振れるほうの腕をより大きく振る歩行訓練をし、固定された自転車でのペダルこぎもできるようになりました。また、数カ月の入院中も奥さんがよく看病された。言語療法も併用し、発音も聴き取れるようになってめでたく退院。食事も大小便の排泄も、入浴も、自分でできるようになったのです。

このおじいちゃんは、退院すると自転車によく乗ったことがリハビリの成果のあと戻りを防ぎました。歩くよりラクな点も幸いしたのでしょうが毎日のようにぞうりをはいて自転車に乗り、茶飲み友達を訪ね、通院も自転車でした。ぞうりは足にもよい履物です。自転車のペダルは、よくこげる足に力を入れてこぐようにしていました。また、だんだん畑仕事もやるようになったのですが、鍬を使うにも草取りするにもいちばんラクな姿勢で、決してムリせずゆったりとやり続けました。

このように、退院後もその人にあったやり方でとにかくからだを動かし、あるいは周りの人との接触を絶たないことが入院中のリハビリの成果を台なしにしてしまわない何よりの方法なのです。何にでも興味を示す野次馬根性を持ち続けられたらよいですね。

第３章 部位別 病気別 リハビリ操体法のポイント

1 膝関節症のリハビリ

◇膝関節症のいろいろとリハビリのすすめ方

最近、高齢者はもちろんのこと、若い人にも膝の痛みを訴える人が多くなっています。高齢者には一般に変形性膝関節症が多いのですが、膝蓋大腿関節障害もみられます。中年ではスポーツがさかんになって、テニスやバレー、スキーなどで膝をいためる人が多く、中・高生ではさらに激しいいろいろなスポーツで膝の障害を訴えてきます。

膝の関節運動軸は一つではなく、屈曲・伸展につれて動いているので、人体中もっとも複雑な関節のひとつだといわれています。

変形性関節症は関節の退行変性の結果起こり、加齢との関連が深いものです。加齢によって起こるものを一次性の変形性関節症といい、骨折や関節炎、また、先天的に関節の異常があり起こってくるものを二次性の変形性関節症といい、これは若年でも起こります。関節軟骨の破壊や関節アライメント（関節の軸方向＝荷重のかかる方向）の狂いがあると膝に異常な力がかかり、変性を進行させます。

変形性関節症は膝関節のほか股関節にも多く、初期は歩き始めが痛いのが特徴ですが、だんだんと、歩行時痛、関節水腫（膝に水がたまる）、関節の変形、可動域制限、筋萎縮、内反変形（O脚、がに股）などの症状が出てきます。日常の生活行動も大きく障害されます。一次性の変形も必ずしも老化現象ではなく、過労、ホルモンのアンバランス、代謝障害などがいろいろな要素としてあり、生活全般のバランスが乱れると若い人にも起こるようです。

膝の痛みにも、いろいろあります。とくに若年者やスポーツで急に起きた障害には手術を要するようなものもよくあるので、専門医で診《み》てもらう必要も多くなります。

治療に当たっては、膝装具により安定性を高める方法があるが、これは着脱が煩わしいという難点があります。サポーターの圧迫でも痛みをやわらげる効果はあります。O脚のばあいは簡単な足底板も使われます。ほかにも極超短波による温熱治療、レーザー、ホットパックなどがありますが、私どもはこれらよりも鍼灸治療を併用し、操体法を励行してもらうことで効果を上げています。

原因は何であっても、膝の痛みを訴える患者さんに対しての治療は、前述の物理療法や薬物療法、運動療法、装具療法などがあり、最終的手段としては手術療法も考えられます。リハビリでは、何とかして自ら持っている治療回復力を促すのが主眼となります。

第Ⅲ－1図　膝の筋力増強運動

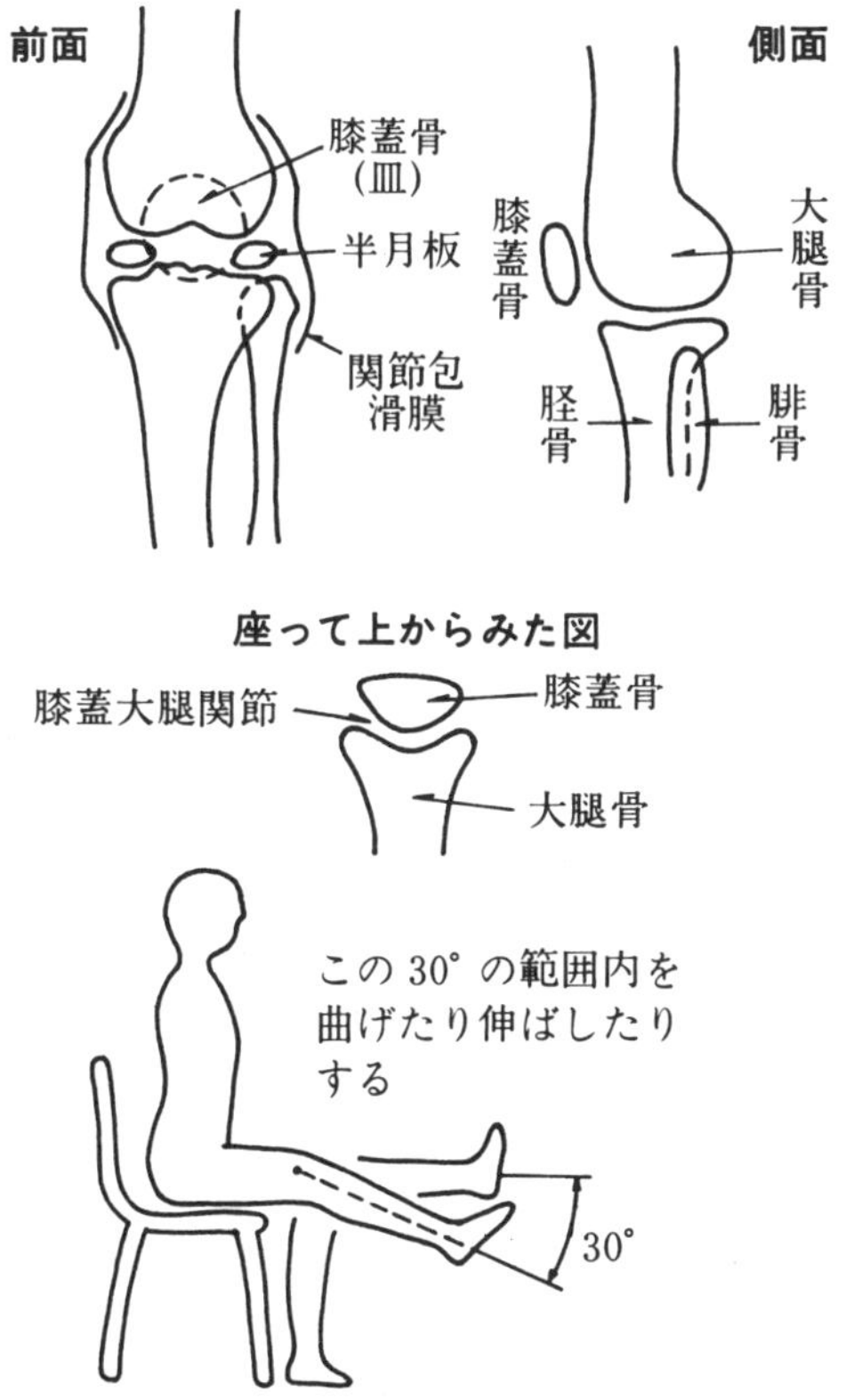
前面
膝蓋骨
(皿)
半月板
関節包
滑膜
側面
膝蓋骨
大腿骨
脛骨
腓骨
座って上からみた図
膝蓋大腿関節
膝蓋骨
大腿骨
この30°の範囲内を
曲げたり伸ばしたり
する
30°

(荻島秀男著：グラフNHKより)

リウマチなどのように骨粗鬆症が少しでも疑われたり、X線写真上で存在が確かめられたときは抵抗訓練はしません。このような患者さんには等尺性の訓練が中心となります。これは関節の動きを起こさせないで、その周辺の筋の収縮をうながす運動で、膝の裏を下に押し下げるような動作を続けることで十分に筋の収縮が得られます。ただし、ムリは禁物です。

骨粗鬆症がないばあいは、ある程度の抵抗訓練を伴う可動域訓練（関節をより動かす訓練）が行なわれます。一般的には、膝の筋力増強運動として第Ⅲ―1図のような運動がよいとされています。少し固めの椅子に座り、膝を伸ばしたところを基本線として、そこから三〇度の範囲で曲げたり伸ばしたりします。しかしムリはしないこと。そのほか、徒手法（手で抵抗を与える方法）や、数値がわかるように砂のうや鉄アレイを用いての訓練となりますが、膝をムリに動かすことで症状を悪化させるばあいもあるので、十分に注意することが必要です。

リハビリ中もムリな動きをしないのが、操体法流です。そして、日常生活の中で注意しながら自分で運動するときが、操体法の出番になります。

◇自分で毎日できる操体法

膝の痛みに対する操体法は、日常で大事に膝を使うことから始まります。たとえば入浴中は、いつもより体を動かしやすいのですが、そのときムリせずラクな方向を見つけて動かして脱力するのがよいでしょう。

階段の昇り降りでも、つま先で立ち上がるようにしてゆっくり歩くか、かかとでゆっくり歩くか、横歩きをするか、後向きで降りてみるか、やりやすい自分なりの歩き方を見つけてください。

膝をたいせつにすることが一番だから、膝が痛くなるようなことはなるべくしないことです。正座はしないこと。椅子に腰かけるようにして、毎日のトイレも、洋式にするか和式のトイレの上に何か台座を工夫して、用を足すのがよいでしょう。

トイレですっきりしたら、忘れてもらいたくないのが、トイレ体操です（九九ページ参照）。だれも見ていないのだから、好きなかっこうで、気持よく動けばよいのです。

変形性膝関節症には肥満の人が多くいます。二六ページでも述べたように、腹八分目でよく噛み、歯のかたちに合った材料の割合での日本型食事をすると体重はちょうどよいところに落ち着きます。そうすると、膝の痛みも軽減します。

ひどい変形のある膝の痛みでも、食のバランスも含めた操体法の基本運動を数カ月も励行すると、痛みが軽くなるだけでなく、変形もとれてきて歩く姿勢のよくなる人が多いものです。膝関節の痛みや運動制限そのものに対する治療としては、次のようにしてみるといいでしょう。

(a)　運動制限・圧痛点をみつけよう

膝関節をいろいろな角度に動かしてみて、どの方向、角度に運動制限や痛みがあるか、また関節のまわりを押してみて、圧痛があるかどうかをしらべます。

この方向は動きにくいし、これ以上動かすと痛みが起こったりするというところが見つかったら、痛みが出たり、制限の出る方向、角度から、もとの痛くないほうに戻せばよい

第Ⅲ－2図　圧痛点をさがす

①膝の周囲，どこかに
圧痛点をみつけ

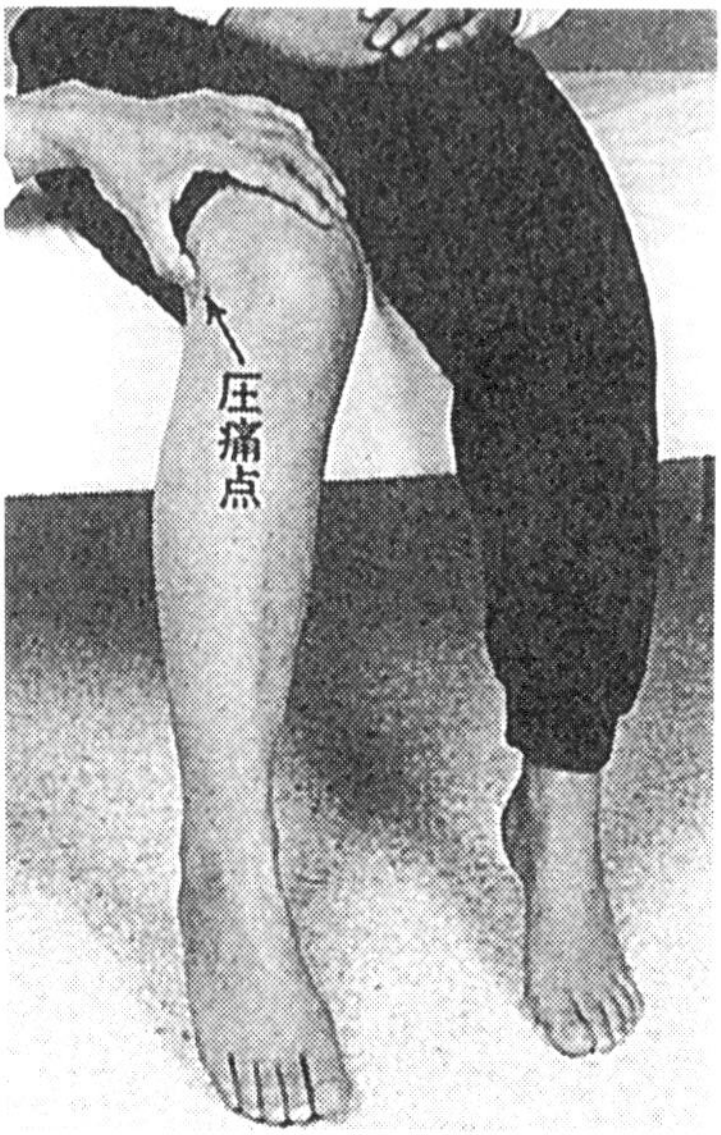

②そのまま足首をいろいろな方向に
ひねり，圧痛の消える向きを探す

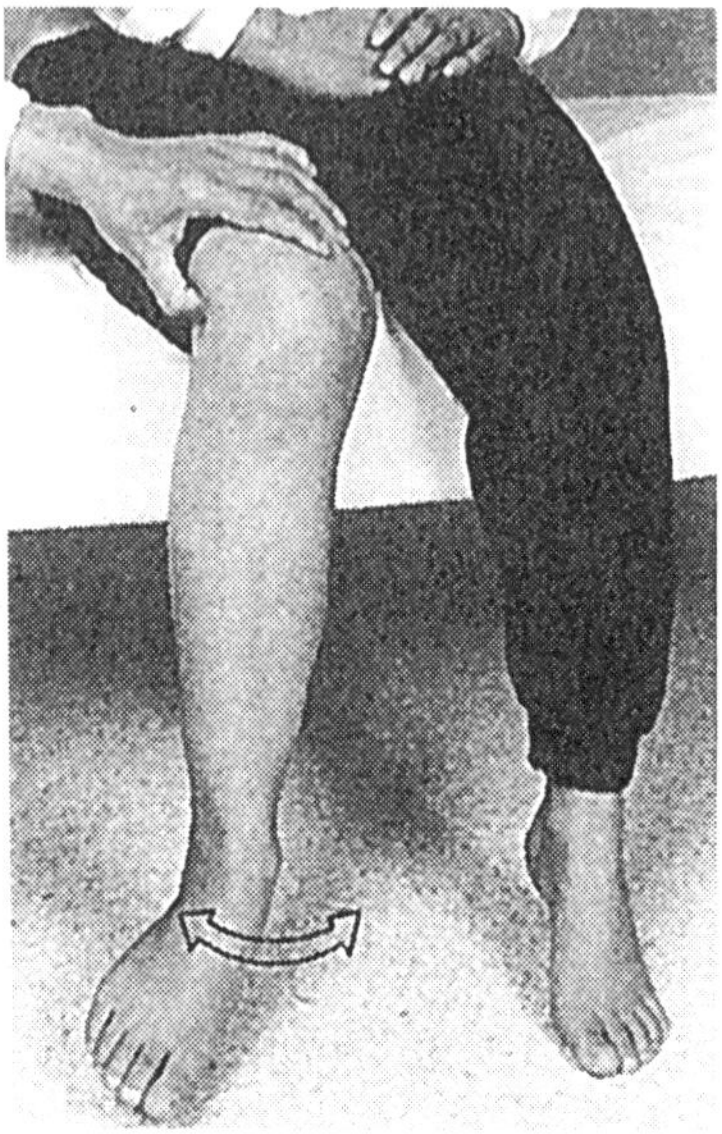

のです。関節を動かして、痛みの出るのと逆な運動をすればよいのです。

押して痛いところがあったら、そこから指を放さずに押したままでいて、痛みを感じない方向、角度に関節を動かしてみると、痛みが軽くなるか消えることが多くあります。痛みが消えていれば先ほどの運動制限も改善されています。ぜひ試してみてください。

(b)　一人でする膝関節の操体法

①腰かけての操体……足先が床につかない高さに腰かけて、片足ずつ、膝に痛みや運動制限のない方向を見つけて、よい方向だけを、ゆっくりと二～三回動か

第Ⅲ－3図　トイレ体操

①初めの姿勢

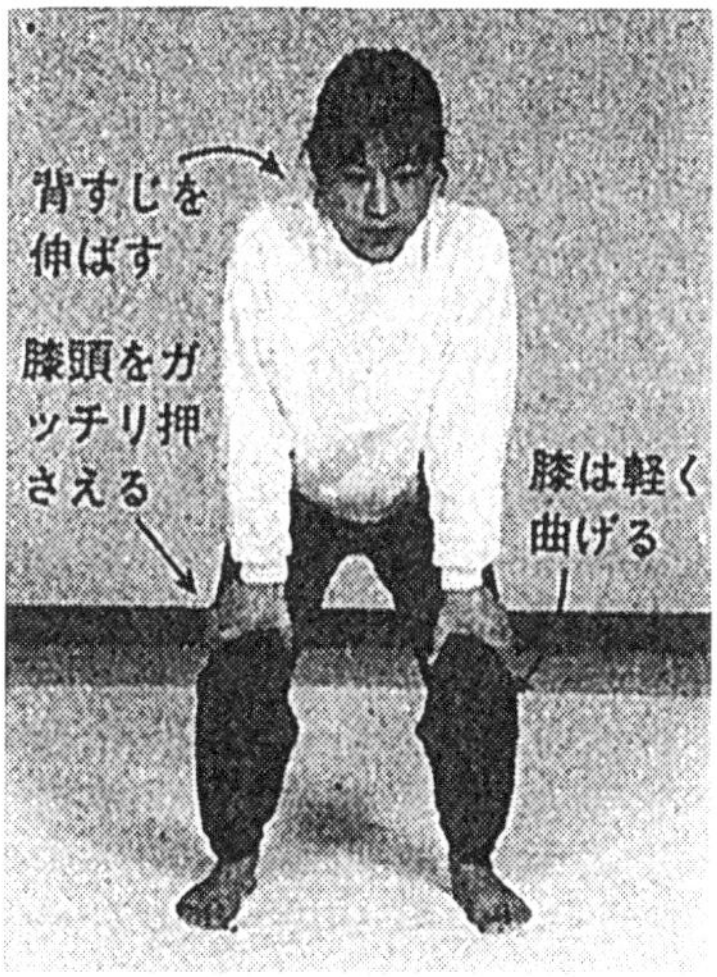
背すじを
伸ばす
膝頭をガッチリ押さえる
膝は軽く
曲げる

②ラクなほうへひねる

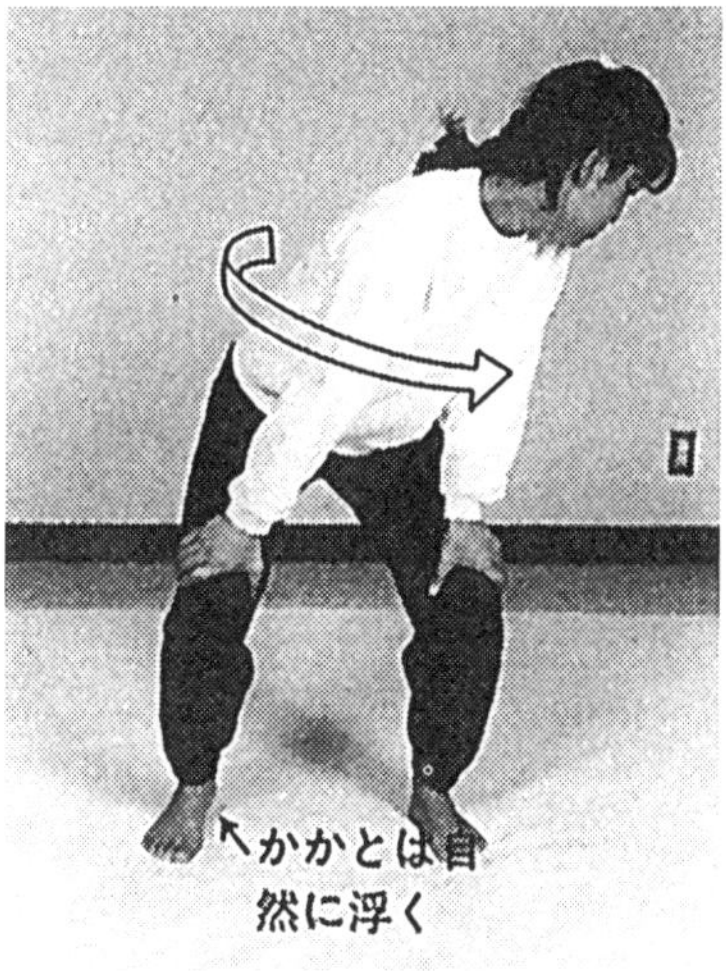
かかとは自
然に浮く

して脱力する。

②基本型２（三六ページ）……両膝を倒して痛みの出ないほう、制限のないほうを二～三回行なうとよい。

③かかと伸ばし、またはつま先伸ばし……かかと伸ばしでも、内側を伸ばすか外側を伸ばすか。つま先伸ばしでも、親指側を伸ばすか子指側を伸ばすか、膝がよろこんでくれるほう、痛みのないほうを選んで息を吐きながら（好きな声を出しながら）、二～三回行なうとよい。

④トイレ体操……左右の膝頭の上部を、両手でそれぞれガッチリ押さえて、膝を軽く曲げる。次に、背すじを伸ばし、からだ全体を使って、全身を交互に左右にひねってみる

（この姿勢のとれない人はしないこと）。そうすると、きついほうとラクなほうがある。わかったら、ラクな気持のよいほうだけ、続けてゆっくりと四〜五回ひねってみる。

⑤あおむけで膝をゆっくり曲げてみる……股関節を開くようにして曲げてみるか、閉じるようにして曲げてみるか、片足ずつ、やりやすいほうを二〜三回曲げてみるとよい。

⑥基本型3（三八ページの(ロ)）……左右試してやりやすいほうを行なう（首は一般に膝を曲げたほうを向くとよいが、向きやすいほうでよい）。膝を曲げ、膝を腋窩（わきの下）へ近づけるときの膝の具合をよく感じとり、いちばんムリなく動かせる方向を見つける。

(c) 二人でする膝関節の操体法

①……一人でする①の動きに手を添えて、軽く抵抗を加えて動いてもらう。

②……一人でする②の動きで、膝の外側に手を添えて軽く抵抗を加えて動いてもらう。

③……一人でする③の動きで、いちばん伸ばしやすい場所に指を添え、抵抗を加える。ムリのないところで脱力する。

④……あおむけで膝を曲げる。または伸ばすときに手で抵抗を加えてやる。

⑤……うつぶせで、曲げた膝を伸ばすとき、添えてもらった手を足首で押すようにする（どちらの方向に押すのがいちばん痛くなく、気持よいかを見つける）。膝が浮き上が

るくらいでムリのないところまで押して、その位置で三~四秒間、そのまま押してストーンと膝をおとす。

⑥……うつぶせで片方ずつ、かかとをお尻につけるつもりで膝を曲げる。やりやすいほうを曲げてもらい、抵抗を加える。

⑦……うつぶせで片方ずつ、膝をラクな位置に曲げ、内ひねり（内旋）か、外ひねり（外旋）のやりやすい方向に動かす。介助者は、足に手を添えて抵抗を加える。

⑧……椅座位で、左右後方へ振り向いてみる。そのとき、肩に抵抗を加える。

＊

第Ⅲ－4図　2人でする操体法⑤　この例では足の親指側にやや力が入っているが，人によっては小指側に力を入れて伸ばすほうがやりやすいこともある

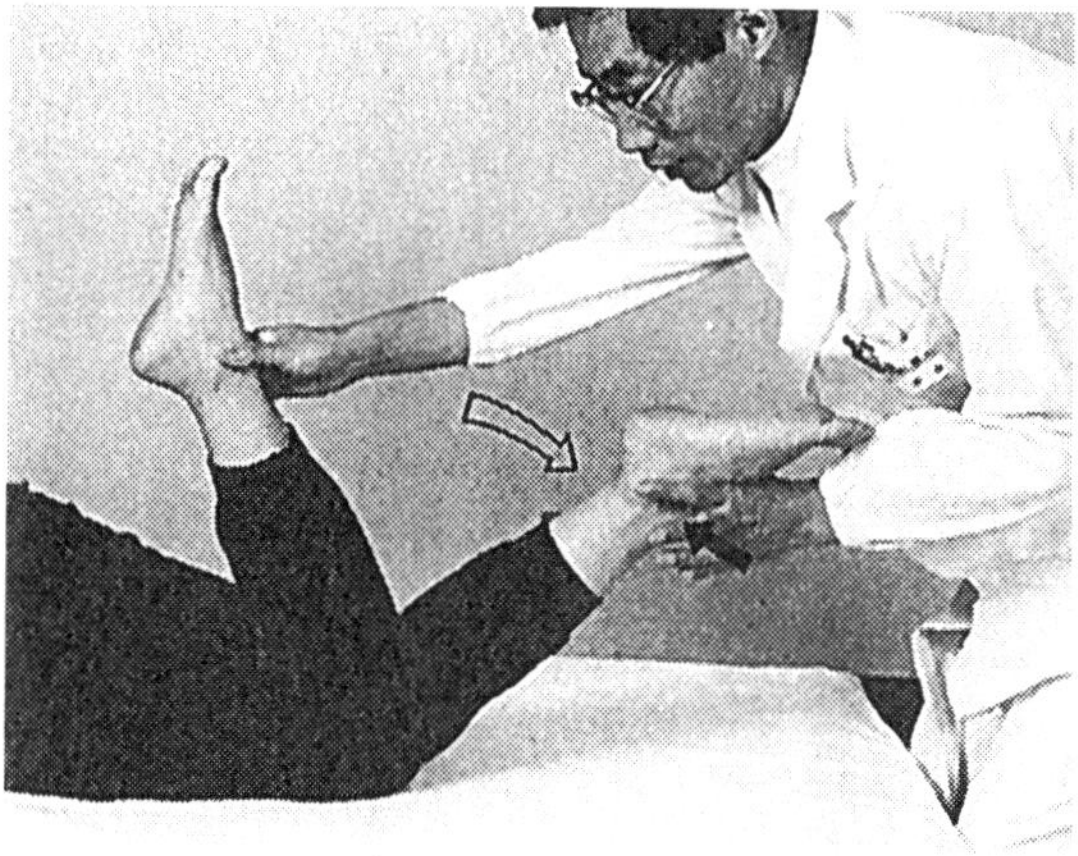

第Ⅲ－5図　2人でする操体法⑦

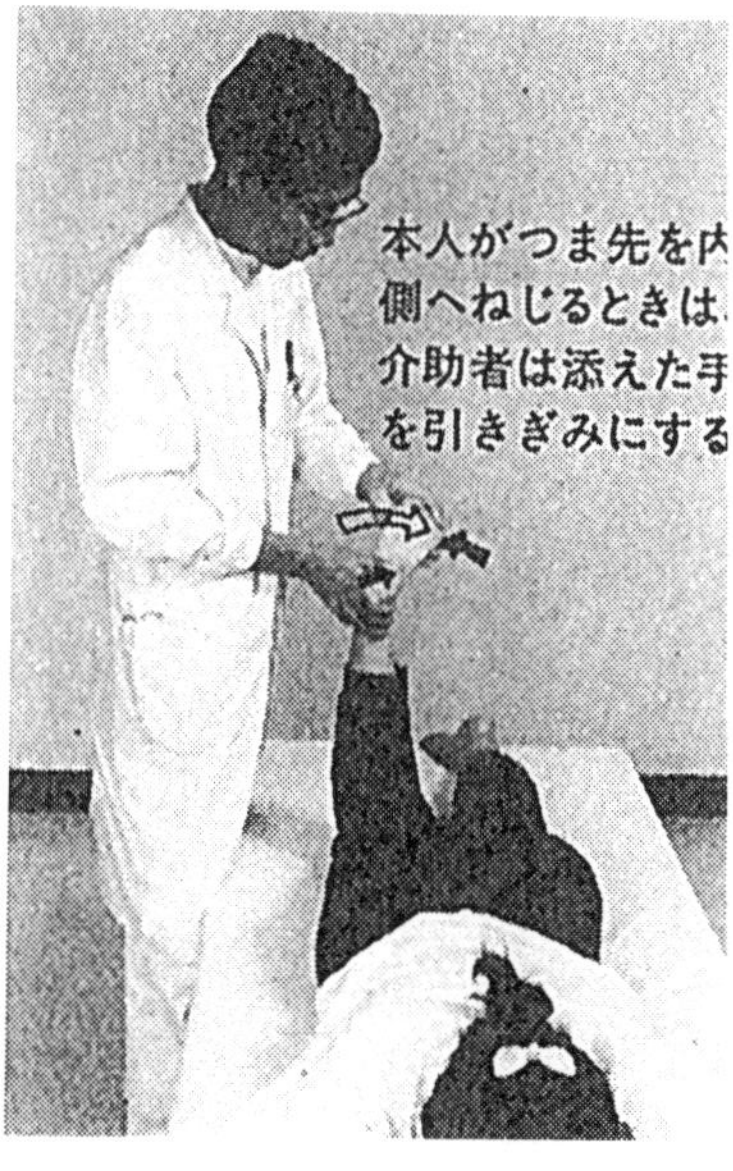
本人がつま先を内
側へねじるときは
介助者は添えた手
を引きぎみにする

「試しにやってみよう」の気持で始めた操体法が、諦めていた膝の変形を改善したこんな例もあります。

五三歳の主婦が、心臓の病気である不整脈（心室性期外収縮の頻発）で入院してきました。肥満もあり、軽い糖尿病もありました。入院時は不整脈が頻発し、歩行もままならなかったが、だんだんおさまってきて移動するのを見ると、膝はO脚になりやっと歩く様子でした。一〇年も前から膝が悪く、あちこちで治療を受けたが、あまり効果がなかったとのこと。一般整形外科的な治療はもちろん、鍼灸治療も受けたあげく、本人はもう、どうせよくならないと思っている。諦めていただくのもひとつのよい治療法ではありますが、操体法は試したことがないようでした。

この患者さん、正座はまったくできず、歩き出すのにも少し時間がかかる。うつぶせで膝関節を曲げてみると、直角ほどしか曲がらず、お尻にかかとがつくのはほど遠い話でした。これでは正座できないはずです。さて操体の二、三を試みました。

まったく治療法はないものと諦めの境地にいる患者さんに、こういう方法もあることを話し、二人でする操体法を二、三種類、ベッド上で試みました。ベッドから降りるときは、腰かけた姿勢になったところで、一人でする操体法の①を二〜三回やってもらいました。そのうち恐る恐る歩きだしてみると、膝の痛みは出るが軽くなっているのに気づいて、少し妙な顔になりました。その後一人でする操体も励行するようになりました。歩行器訓練のときも、なるべく痛くない歩き方を工夫して訓練するようになったのです。

糖尿病食を守り（ときにつまみ食いもありますが）、体重は二週間で一キロほど減りました。一方、膝や腰が伸びた分だけ身長は伸びています。自分での操体を始めて一〇日もすると、歩く後姿もずいぶんとよくなりました。

諦めていた膝がよい方向に向きだして、悪くしたのは自分の生活の中に原因があるのだということに、少しは気づいてくれたように思います。障害を増悪させないような生活になるよう、六〇％でよいから自分からも努力することがとてもたいせつなのです。

慢性の病気はとくに、自分の生活の中に原因があることが多いのですが、どの人もそれに気づくのが遅いのです。気づこうとしないのかもしれません。生活を改めることができれば、病気がよい方向に向くようになり、治療効果も早く出ることが多いのですが……。

2 腰痛のリハビリ

◇からだのカナメ＝腰のしくみと腰痛

腰痛は、スポーツ選手にも一般の人にも非

第Ⅲ－6図　腰の骨格図

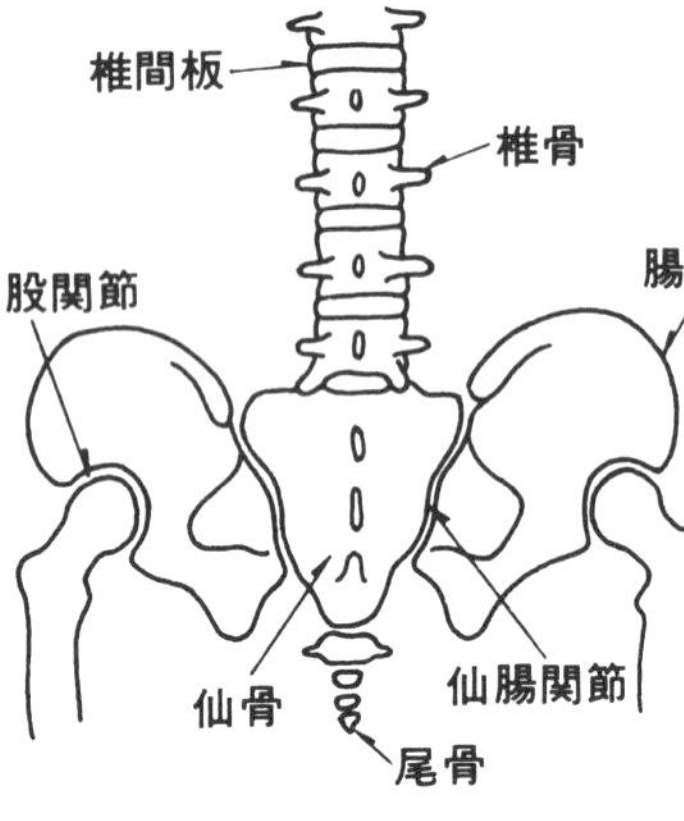

※背中から見たところ

常に多い症候のひとつです。四つ足の動物には、高血圧や腰痛が起きにくいといいます。人間が直立歩行をする動物となってから、腰痛は宿命の病となったのでしょうか。

起立によって行動する動物である人間の腰には大きな負担がかかります。ここでいう腰は、腰椎、骨盤全体、仙腸関節も含めてのものです。

この腰に不安定な上体をのせて、重心をとろうとするのだから、いくら上手につくられている腰でも、不自然な動きや、力の入り具合で、悲鳴を上げることになるのは当然のことです。

腰痛の種類には、

①椎間板ヘルニア（腰椎椎間板内髄核脱出症）
②腰椎すべり症
③腰椎分離症
④変形性腰椎症
⑤仙腸関節機能異常
⑥骨粗鬆症
⑦ギックリ腰（腰椎捻挫）

などがあります。

第Ⅲ－7図　心とからだはうらおもて

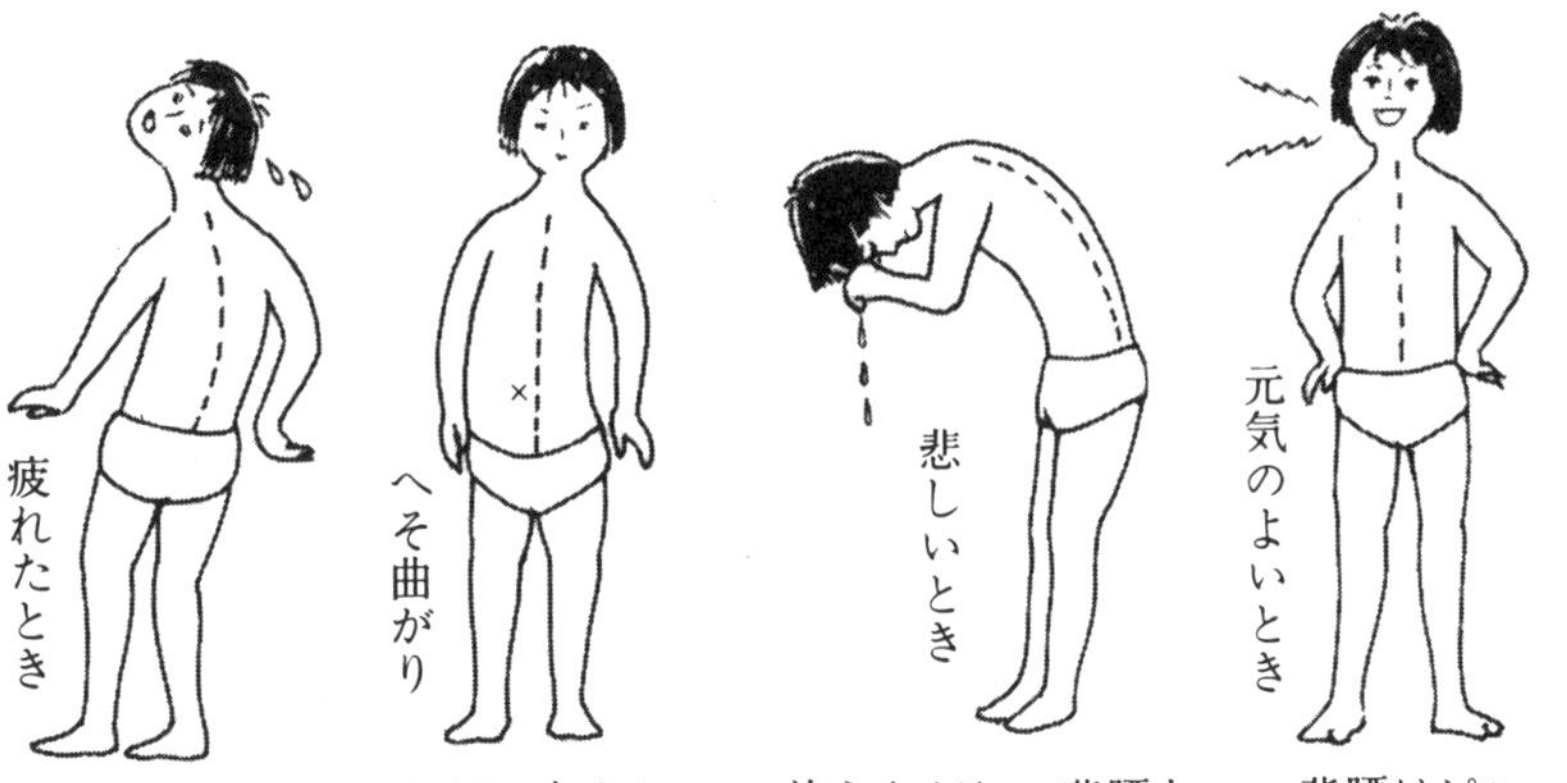
疲れたとき
へそ曲がり
悲しいとき
元気のよいとき
あごを出す
からだの中心がズレると精神もズレてくる
首うなだれ，背腰丸くなる老化型。心身ともにダメになる
背腰はピンとし，下腹に力が入る

（橋本敬三『万病を治せる妙療法』より）

腰椎は二〇歳を過ぎるころから老化が始まるといわれます。腰部の動きに関しては、第五腰椎と仙椎との動きが全体の六〇〜七五％を占めるといわれ、第四と第五腰椎との間の動きが二〇〜二五％であり、残りの一〇％近くが第一、二、三腰椎間で起こるといいます。前屈や後屈がよくできるのは、第四、五腰椎と第五腰椎、仙椎との間の動きがうまくバランスがとれていることになります。

これだけ可動性に富みながら、からだを支える要《かなめ》になっている腰椎は、周囲の筋肉が支えて全体のバランスをとるようにしているのです。まわりの筋肉の緊張のバランスが、とてもたいせつになってきます。

橋本敬三先生も興味を示しているように、

悲しいときの姿勢は首をうなだれて腹がへこみ、背は丸くなって下腹に力が入らず、心身ともにさえないことになります。元気なときは、背腰はピンとし下腹に力が入る、胸を張る。だが疲れたときはあごを出す。――このように、姿勢は感情や精神状態の鏡のようなものです。

これらの姿勢をとるのも中心は腰であり、大きな負担がかかっています。体の重心がうまく腰にあり（第二仙椎のやや前方にあり）、バランスがよいときは、余分な力が筋肉にかからずムリも出ません。ところがいろいろなことでムリがかかると、腰痛となるのです。

腰痛といっても前述のような種々の病態があるし、骨の病気や癌の転移から起こることもあります。三〜四日安静にしていても軽快しない痛み、しびれの増強などが起きたら、精密検査が必要です。痛みの性質、運動時の痛みか安静時の痛みか、姿勢によってどう変化するか、などを注意しておいてください。

治療法としては、手術が必要になる病態もありますが、多くは安静と運動療法が有効です。ほかには薬物療法、物理療法、心理療法、手術療法、装具療法、硬膜外ブロックなどがあり、患者さんの身体・心理・社会・職業的な側面を考慮して決められます。多くの患者さんには、運動療法、鍼灸療法、薬物療法（鎮痛剤や漢方薬）などを計画することになります。手術を受けた患者さんも、これらの療法を受けることがよくあります。

椎間板ヘルニアでは、牽引療法がよく行なわれていましたが、私どものところでは効果がないと思うのでやりません。腰椎周辺の筋緊張をとり、バランスをとるためにはムリな方法だと思われるからです。実際に多くの施設でも椎間板ヘルニアへの牽引はしなくなってきています。

私たちが勧めるのは、まず運動療法、それも操体法がもっともよいと思われます。

操体法でいくなら、腰が痛ければどう動けば痛いのか、動いても痛くない動きを探せばよいのです。痛くて動けないときは、安静にしていましょう。安静にしていて、少しでも動かせるところが出てきたら、動くところから少しずつ痛くない動きを見つけて、動かせばよいのです。これは気持のよい動きだとわかったら、その動きをしてください。それがもとの正常なからだになろうとする動きなのです。

◇一人でする腰痛の操体法

①立てる人は前後屈でよい動きを……基本運動の③（前屈・後屈）をゆっくり試してみます。痛みのないほうを三～四回。そのあとさっき痛かったほうを試してみると、だいぶよくなっているのがわかると思います。

同じように、基本運動の側屈や捻転をしてみてもよいでしょう。

②寝た姿勢での動き……第Ⅲ―8図のよう

第Ⅲ－8図　寝た姿勢での動き

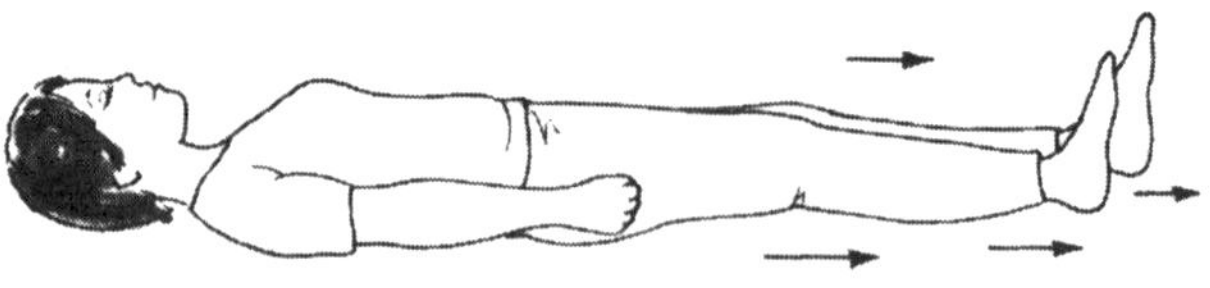

あおむけになり，左右の足をかわるがわるかかとに少し力を入れて伸ばすようにふんばってみる。気持よく伸びるほうと渋いほうがあったら，気持よいほうを何回かやんわりくり返す

（橋本敬三『万病を治せる妙療法』より）

にかかとを伸ばして、よいほうを気持よく伸ばして痛みの出ないほうを試みてください。基本型2（三六ページ）を一人でやっても有効です。

③基本型3（三七ページ）を一人でやる……痛みのでない、気持よい動きをゆっくりとします。

それぞれの動きは、二～三回から三～四回でよいのです。

④椅座位での操体……腰かけて、上半身を左右、回しやすいほうにゆっくり回して、ムリのないところでため息をつくようにファーと力を抜いてください。

また、上げやすいほうの膝を上げて、ムリのないところで三～四秒おいて、ストーンとおとす運動もしてください。

⑤中腰でのトイレ体操（九九ページ参照）……痛い腰を意識して、もっとも痛くない方向を見つけて、ゆっくり動いてみる。

◇二人でする腰痛の操体法

①一人でする操体②のかかと伸ばしに、手を添えて、少しの力で抵抗を与える。

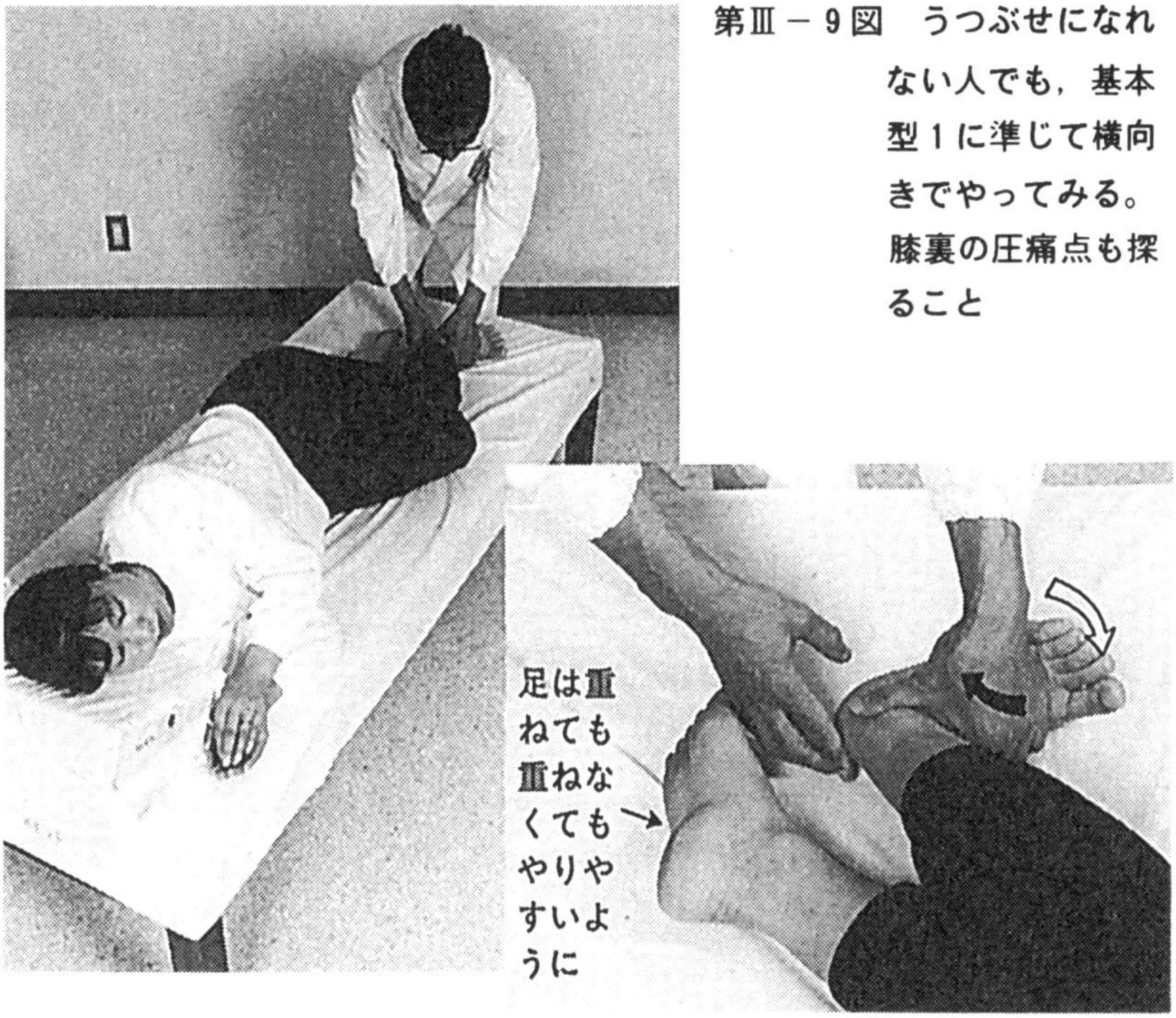
足は重ねても重ねなくてもやりやすいように

第Ⅲ－9図　うつぶせになれない人でも，基本型1に準じて横向きでやってみる。膝裏の圧痛点も探ること

②基本型2（三六ページ）
③基本型3（三七ページ）
④基本型1……ふつうはあおむけでの操法ですが、横向きでもラクな姿勢であれば足背に抵抗を加えて、ストーンと力を抜かせてみる。

◇妊娠と腰痛

妊娠中に、腰痛を悪化させることもよくあります。

以前から腰痛があった妊娠三三週の妊婦さんは胎児が逆子でした。あおむけ膝倒しをすると、右側に倒すのがよいとのこと。かかと伸ばしも伝え、伸ばしやすいほうを励行してもらう。お灸と鍼も併用しました。すると、二回の来院で逆子が正常位になったと産科の先生からの連絡がありました。患者さんも大喜びで、その後も操体は続けています。

また、三八週を過ぎた逆子の妊婦さんもいましたが、こちらは戻りませんでした。しかし、腰痛直しに操体はしてもらっています。

現在、逆子持ちの妊婦さんが三人来ています。いずれも、両膝倒しでは著明な左右差があります。一人は足を伸ばしてのあおむけが困難なほどの腰痛があります。こうした少なからぬ人たちには、鍼灸もさることながら、操体をしっかり身につけてもらいたいものです。いまは三人そろって大きなおなかをして、操体をしています。

四つん這いは、腰痛を持っている妊婦さんにはとくによいようです。ときどき四つん這いの動作をしてみると腰がラクになります。動きやすい四つん這いを探して、部屋を少し動いてみる。つらい姿勢であればやめる。これを励行すると、腰痛も軽くなるし、便秘にもよいようです。人間、起立歩行の前は四つん這い。赤ちゃんだって四つん這いの、はいはいから始めたのですから。

昔から、ぞうきんがけや便所掃除をよくする人には安産が多いといわれています。四つん這いの操体法を無意識のうちにしていたのでしょう。新潟県小千谷市の厚生連魚沼総合病院の森平医師も妊婦さんに操体を伝えています。

また、妊娠したらバランスのとれた日本型食事をすることもたいせつです。高たんぱく、高カロリーの食事を避けると、アレルギー性の疾患を持つ子供を生むことも少ないといいます。卵の過食も要注意です。よく噛んで、食べ過ぎを避けてください。

3 肩の痛みのリハビリ

◇肩のしくみと一般的なリハビリ

肩関節は、からだの中でもっとも可動域の広い関節のひとつです。人間が四つ足で地上を移動していたときの形態もとどめていますが、起立してからの変化もあり、四つ足のときとは違う役目をもつことからくる障害も多いと考えられます。

肩の痛みには、五十肩や四十肩（人によっては六十肩）といわれる肩関節周囲炎、肩関

第Ⅲ－10図　肩の関節

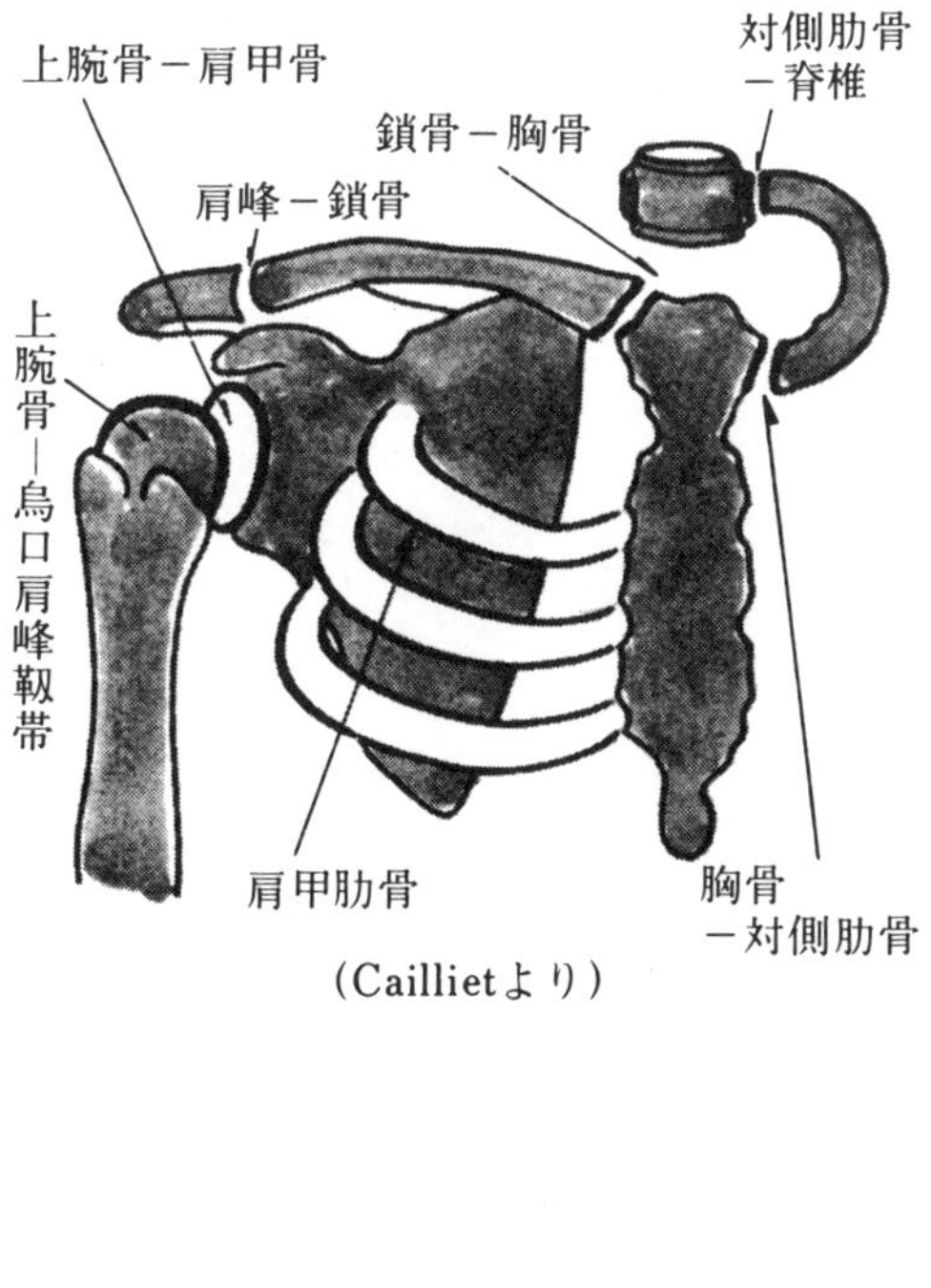
対側肋骨－脊椎
上腕骨－肩甲骨
鎖骨－胸骨
肩峰－鎖骨
上腕骨－烏口肩峰靱帯
肩甲肋骨
胸骨－対側肋骨

（Caillietより）

節炎、筋膜炎などがあります。肩には第Ⅲ—10図のような関節があり、筋肉があります。

肩の痛みは肩甲骨と上腕骨との連結部の動きの悪さや関節内の炎症などからくるようです。棘上筋、棘下筋へのカルシウム沈着や筋の断裂によって肩の動きに制限が生じ、動かそうとすると痛いのです。

肩の痛みでいけないのは、痛くて動かさない、そのため筋の収縮が起こらず老廃物もたまりやすくなり、肩関節の状態がいっそう悪くなる悪循環が始まることです。これを断ち切るには、少しでも動くほうから動かしていくのです。

第Ⅲ－11図　肩の筋肉

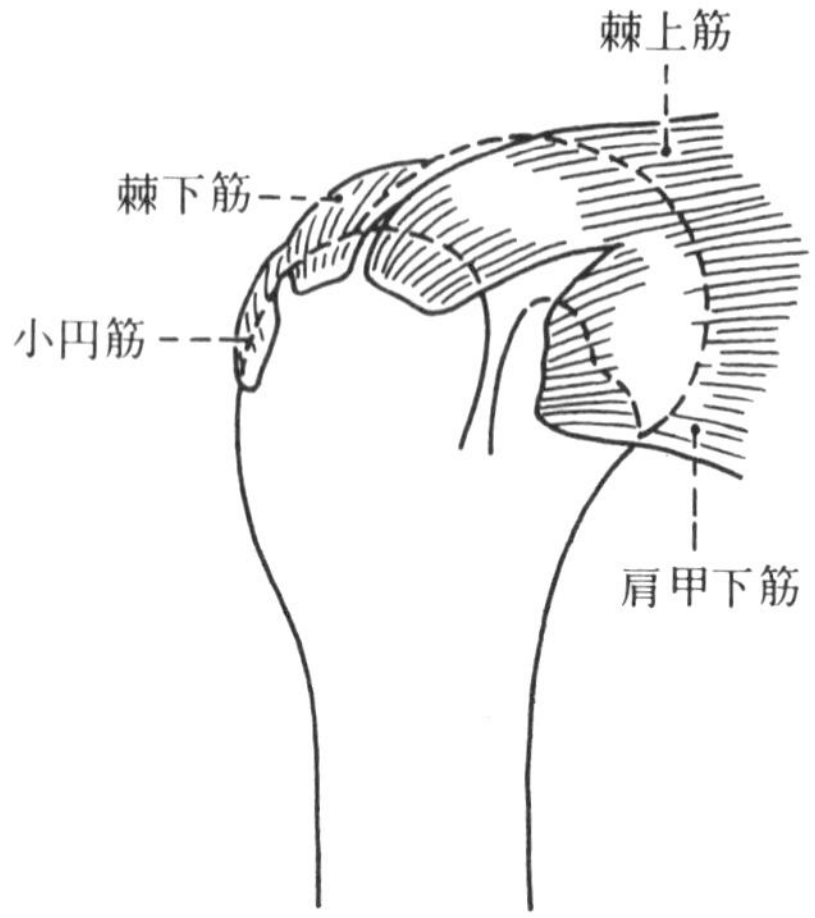

第Ⅲ－12図　アイロン運動（コッドマン体操）

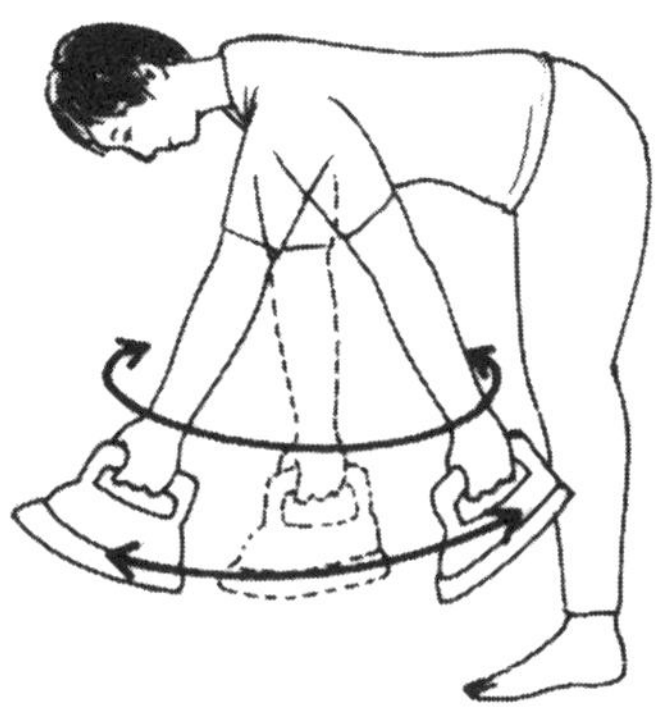

①錘は使っても使わなくてもよい。腕をだらりと下げ，自由に動く姿勢をとる
②時計および反対方向に円を描く運動をさせ，だんだん円を大きくする

この肩の痛みの運動療法としては、一般的には〝アイロン運動〟などがあります。ただ、同じアイロン運動でも、右手のときは左足に重心をかけ、左手のときは右足に重心をかけ、少しでも動く方向に動かすようにしましょう。それが、からだにムリなく、肩関節の悪循環を断つ早道だと思われます。

このほか、肩を耳に近づけるように上げ下げする運動、げんこつを握る動作、棒を両手で持っていろいろな角度に動かす運動などがありますが、いずれのばあいもやりやすい方向を多くすることを心がけて、痛い肩にそれ以上の負担をかけないようにしてください。

どちらかの肩がどう動かしても痛いときは、痛くないほうの肩を動かすだけでも、反対の肩が連動して少しずつリハビリ効果をもたらします。

◇肩の痛みを直す操体法

これらの運動と同時に、操体法では足から歪みを治すことで肩も含めた全身のバランスを回復し、緊張をゆるめ、連動がスムーズになります。足腰の歪みを正せば治る肩の痛みと、それだけではムリなものとがあるので、そのときは上半身、手、腕、肩、首を中心とした操体をするようにします。まず、足（土台）から治すことをお忘れなく。

足から全身を治す操体としては、

①かかと伸ばし（一〇八ページ参照）

②基本型1（三四ページ参照）

③基本型2（三六ページ参照）

④基本型3（三七ページ参照）

などを試して、いちばんやりやすい操体を中心にしてください。

また、足からの操体だけでは不快感が消えないばあいは、

⑤基本型7（四二ページ参照）

⑥基本型8（四三ページ参照）

⑦基本型12（四六ページ参照）

⑧基本型13（四六ページ参照）

などを試してください。

肩の痛みが強いときは、日常生活の中でも痛みのあるときは安静にし、腕の重みをとる三角布やストラップを添えるのも重要なことです。物理療法、温熱療法や鍼灸治療もよいでしょう。局部注射をするばあいもあります。いずれにしても操体法を併用して、痛いことはなるべくしないことがより効果的な治療です。そこまでわかったら、ムリな道具はほとんどいらなくなります。

4 腕・肘の痛み・しびれとリハビリ

腕や肘の痛みは多くのばあい、頸部から肩、手までの間の機能障害に発していますが、人によっては腕・肘の障害が指の痛みとなって現われることもあります。

腕・肘に関しては、症名を決めるための診断法を操体法的に利用できるものがありま

す。

◇前斜角筋症候群と操体法

前斜角筋症候群は、腕のしびれに始まり、そのしびれで夜に目がさめる、指もしびれて仕事が手につかない、腕が重い、などの症状を伴います。この症候群であるかどうかの判定には次のような「アドソンテスト」が使われます。

㋐頭を症状のあるほうに回旋させて後方に伸展させる

㋑腕をからだから離す

第Ⅲ－13図　アドソンテストのやり方

①これで脈が止まれば前斜角筋症候群

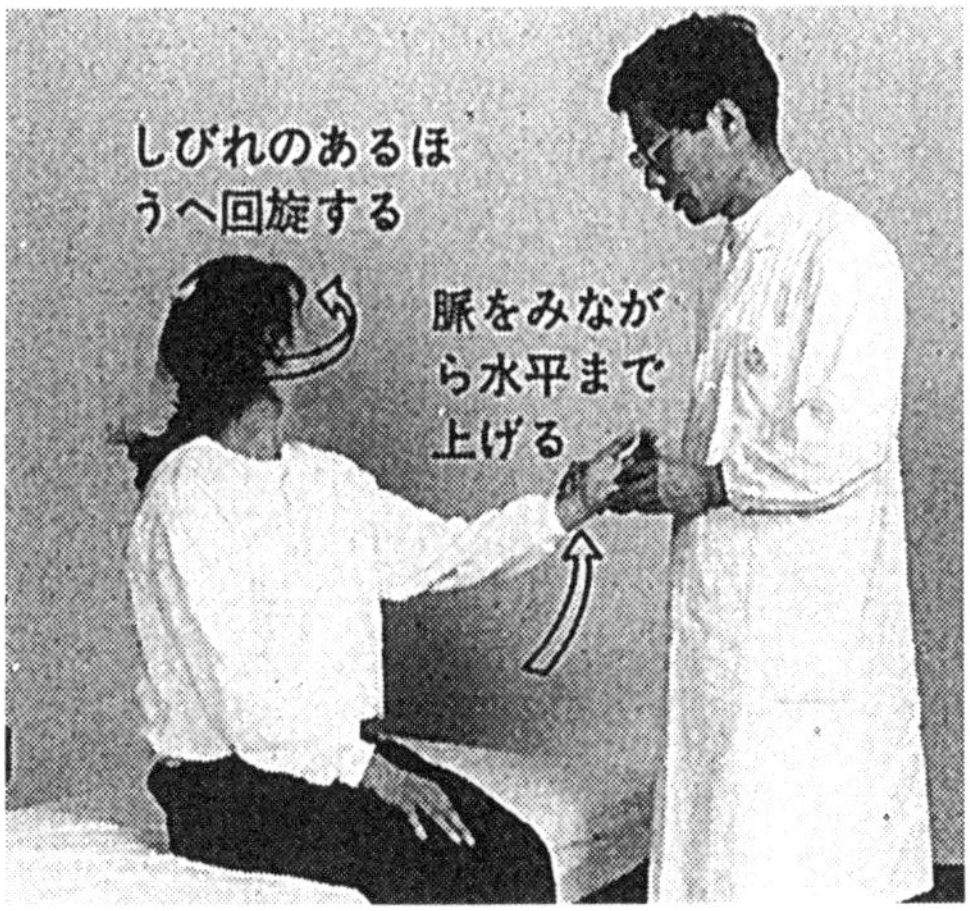
しびれのあるほうへ回旋する
脈をみながら水平まで上げる

②テストとは逆の動きをして,脱力をするとよい操体法になる

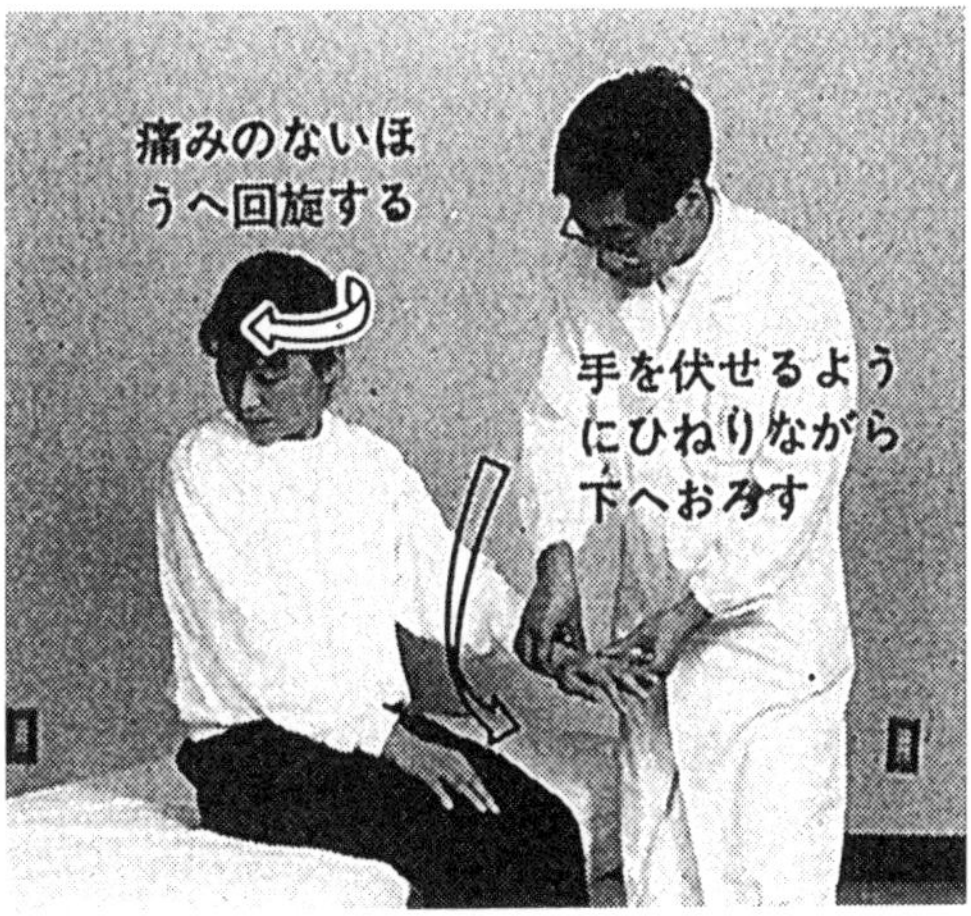
痛みのないほうへ回旋する
手を伏せるようにひねりながら下へおろす

または、

㋒腕を下にさげた位置で手首の脈をみながらそのまま腕を持って水平になるまで上げる

㋓深呼吸をさせて頭をしびれているほうへ回旋させる

これは神経血管束を牽引して圧迫を加えることで、症状が再現するかどうかを見るテストです。再現すれば前斜角筋症候群と診断されます。

おもしろいことに、このアドソンテストを逆に使うと、そのまま操体の治療法になります。つまり、

①頭を症状のないほうに回旋させて、前方に屈曲させる

②腕を痛くないほうへ動かす

または、

③腕を上げた位置から、ムリのない方向へ下げる

④深呼吸しながら頭を痛くないほうへ回旋させる

いずれも最後に力のためをつくり、その後に脱力してください。二人でするときは②か③④のところで抵抗を与えるようにします。

◇テニス肘・野球肘と操体法

テニス肘や野球肘は上腕骨外上顆炎といって、ひらたくいえば腕の上部の骨に歪みが生じた状態です。

腕を前に水平に伸ばして第三指（クスリ

指）を上に伸ばさせ、介助者がそれに抵抗を与えると腕の上部に痛みが現われます。このテストと逆の動きをやると、操体法の療法になります。つまり、腕を水平、下、斜めなどあちこち動かしてみていちばんラクな方向をさがし（逆な言い方をすれば、いちばん痛い方向の反対になるはずです）、その方向へゆっくり伸ばし（このとき介助者に軽く抵抗を与えてもらえばなおよい）、そこでクスリ指を、肩のあたりに痛みが走らない方向に曲げ、あるいは伸ばしてみるのです。これを一度に数回、一日二〜三回、数日やってみると痛みがうすらいでいきます。

テニス肘や野球肘は、ムリな姿勢によって局所に負担がかかり過ぎることから起きるものです。このようなばあい、つい、その局所を治すことだけに目が行きがちですが、操体法の考え方からいくと、日ごろのテニスや野球によるムリな姿勢で足腰に歪みが生じ、そこから連動して上腕や肩、肘に歪みがたまる（ムリな負荷がかかる）とみます。したがって肘や肩を治すにも、まず足腰の歪みとりからじっくり行なうのが王道なのです。三〇ページの操体の基本運動、とくに1、2、4、5やトイレ体操をたんねんに行なって、その後、前述の腕伸ばしやクスリ指の操法を行なうと効果的です。

また、操体の基本運動をつね日ごろやるとか野球やテニスのあと整理体操のつもりでやっておくと肘痛などの予防になりますので、ぜひお試しください。

5 首の痛みのリハビリに生かす操体法

首の痛みにもいくつかの症名がつきますが、筋膜症候群の治療には局所注射もよく、循環不全や圧迫症状には、首のまわりの筋力増強訓練とストレッチングがよいとされています。牽引はよい方法ではないようです（腰痛の項参照）。

むち打ち症（頸椎捻挫）は交通事故に多く、スポーツでも「むち打ち損傷様」の症状は出ます。受傷直後に、麻痺や失禁が出たら、要注意。すぐ専門医にかかってください。安静をとらせることがたいせつです。自律神経失調症のような、自律神経に関した症状が出ることもあります。多くのばあい二四〜四八時間で症状が強くなります。安静にすること、頸椎カラーの使用も重要です。はじめの三〜五日は就眠時もカラーをつけたほうがよいのです。

カラーをつけたときから、痛くなく動くほうへは少しだけ動かして脱力するようにしましょう。このときに少し抵抗を加えてやるのもよいことです。

一般的治療法としては、

①安静療法

②装具療法

③薬物療法

④神経ブロック
⑤物理療法
⑥運動療法
⑦心理療法
⑧鍼治療

などがあるのですが、私どもの東洋医学外来では、①、②、③の漢方薬と一般薬、⑧に加えて⑥として操体法を併用しています。

リハビリでは第Ⅲ－14図のような方法もありますが、これでも動かしやすいほうを主に行なうのが操体法流です。また、肩や腕と同じく足腰から全身の歪みをとる方法をまず試みます。

第Ⅲ－14図　首の傷みのリハビリ

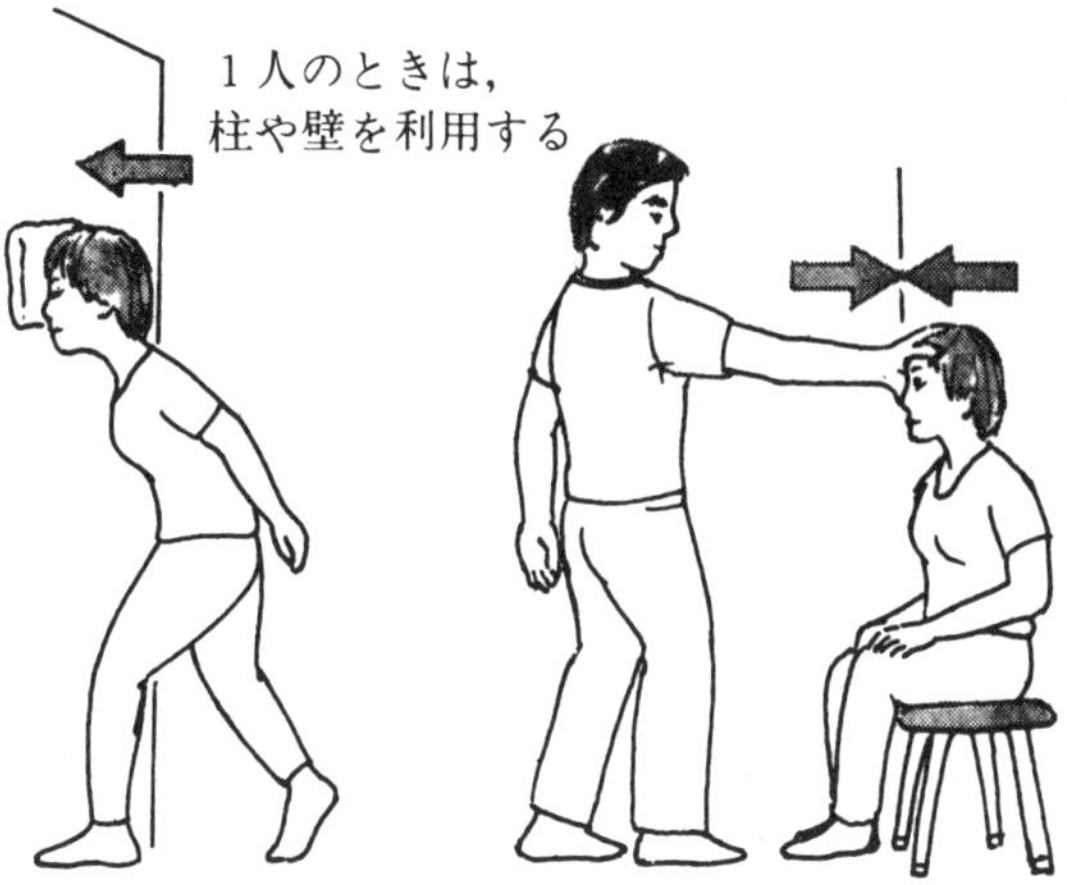
１人のときは，
柱や壁を利用する

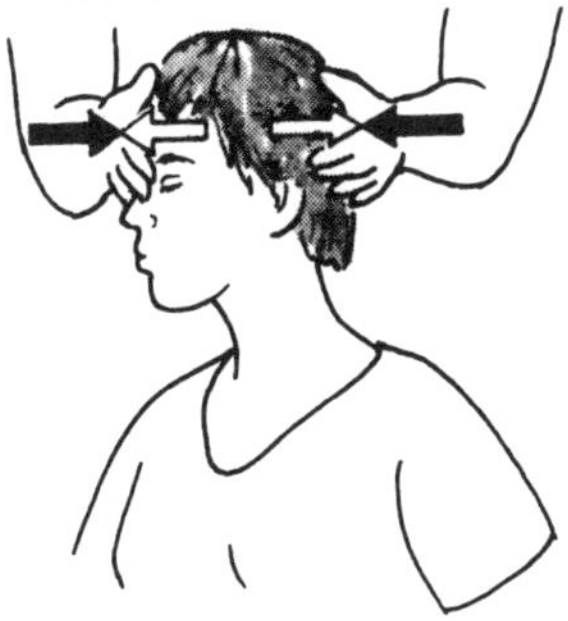
頭は動かさないように
する。いろいろな角度
で試すこと

三日ほどの安静、カラー固定から七～一〇日間、その間も鎮痛消炎剤と安定剤の使用と併用して、操体をしましょう。リハビリに入ったら、操体法がもってこいになります。基本型5（三一〜三三ページ）のほか、基本運動（四〇ページ）、基本型6（四一ページ）、一〇八ページのⅢ—8図などから、やりやすいものを中心にやってください。

6 関節リウマチのリハビリ

◇あせらずすすめるリハビリ

関節リウマチは現在では自己免疫疾患の一種とされていますが、治療法は確立されていないのが現状です。それだけに日常のリハビリは、患者さんにとってもっとも重要なものになっているといえるでしょう。

その人に合ったリハビリのすすめ方は一人ひとりちがってきますが、基本的には安静、薬物療法、物理療法、運動療法、装具、自助具などを使用して日常生活活動（ADL）の改善を図ることになります。

関節リウマチには種々の症状がありますが、主な全身症状として発熱、貧血、疲労感などがあり、局所症状では関節炎が主となります。関節炎の進行度は、アメリカリウマチ協会のスタインブロッカー(Steinbrocker）の分類が広く用いられます。これは骨関節のレントゲン所見で関節炎の進行を四つのステージ(段階)に分類し、機能障害の進行度で次のように四つのクラス(級)に分けるものです。

一級……健常人とほとんど同様で、機能障害はない。
二級……多少の運動制限はあるが、ふつうの生活ができる。
三級……日常生活動作やふつうの作業がはなはだ困難である。
四級……寝たきり、または車椅子生活で介助が必要である。

安静は急性期にとくに必要ですが、疲れを残さないための全身の休養は、仕事をするようになってからも必ずとるようにすること。仕事中でも、ちょくちょく休みを入れるほうが、かえって効率よく快適に仕事ができるでしょう。痛む局所の関節の安静も必要です。ムリをしないように動かすこと。からだのこわばりが軽快する午後の時間帯に、いちばん痛みの軽い方向に動かす工夫をしましょう。そして、心身のリラックスを心がけることです。

薬は、私どものところでは鎮痛消炎剤や漢方薬を使用することが多いのですが、ほかにもいろいろあります。物理療法ではホットパック、温泉、パラフィン浴や音波浴などがあり、鍼灸治療も有効なばあいがあります。

◇運動療法に生かす操体法

リハビリ訓練は、痛みの少ない午後の時間帯を選ぶのがよいでしょう。少しでもよいから全身の関節が動かせるように、操体の基本第Ⅲ－15図　膝を伸ばすと痛い人は，このように枕やタオルをあてがった状態から痛くない方向へ動かすとよい。抵抗を与えずに，枕（タオル）を押さえる動きをすれば等尺性の運動にもなる

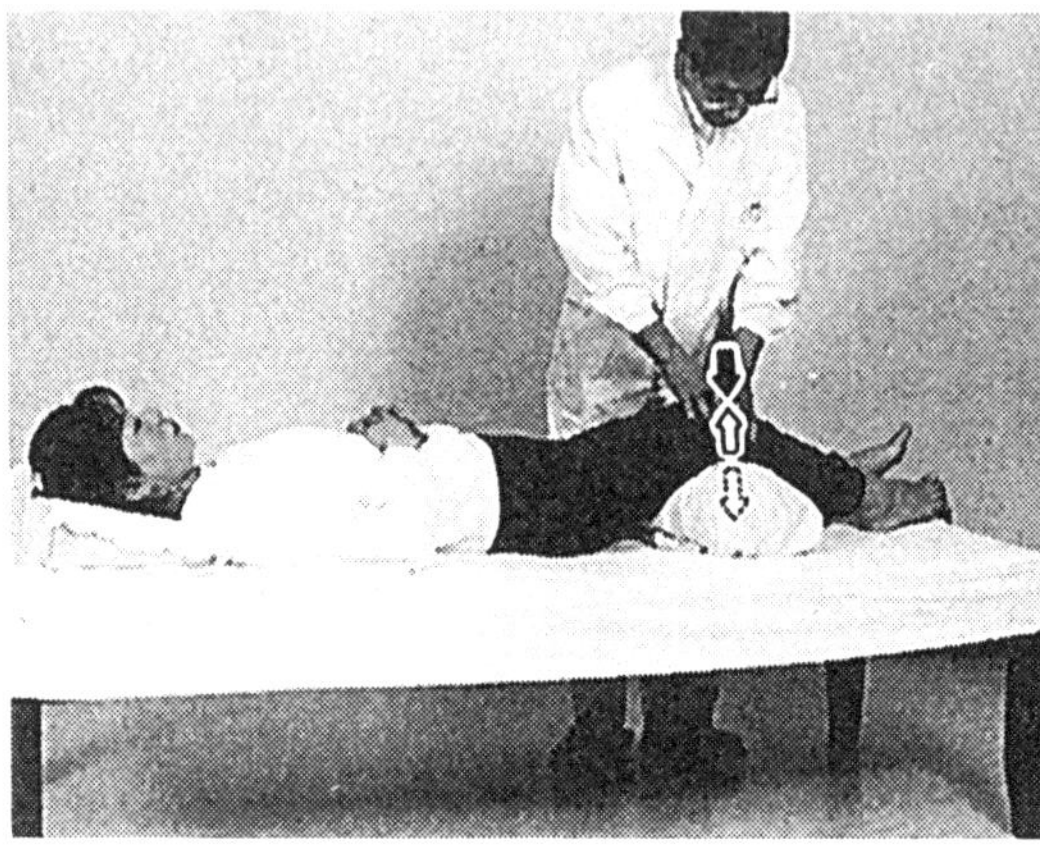

ます。毎日、気づいたときに実行してください。ひとつの動作は、そのつど、二～三回でやめておくこと。

リウマチでの運動療法のポイントは、筋力増強や関節可動域改善を図りながら、バランスをとることです。関節を動かさないで筋肉を収縮させて、筋力増強をはかる「等尺性の訓練」もあります。腕のばあいは、指全体を軽く曲げ、手前に引きよせるような動作で力を加えると筋が収縮します。脚では、あおむけで、膝の下にバスタオルや座布団を入れ、膝の下でそれを床やベッドに押さえつけるようにすると、大腿筋の筋力強化になります。

このときも、膝のまん中で伸ばすのがよいか、内側がよいか外側がよいかをからだに聞

運動をできるところだけやりましょう。翌日に痛みが残るようなばあいは運動のしすぎです。

膝や肘、股関節、肩関節など、可動域の広いほう、痛みの出にくい方向への動きを試み

き、いちばんやりやすい伸ばし方をしましょう。逆に膝頭を上に上げようとする力に、手で抵抗を加えてもらってもよいのです。

関節可動域訓練ではとくにムリしないことがたいせつです。少しでも動く方向に動かしてもらい、軽い抵抗を受けながら、瞬間脱力します。気長に、毎日少しずつやることがたいせつで、ムリをするとかえって症状を悪化させます。

日常の生活では、できる作業や仕事をムリしないように行ない、自助具も使用しましょう。リウマチのリハビリはとにかく長期戦になることを心得ておいてください。

7 心臓疾患のリハビリと予防

一九八五（昭和六十）年から、心臓病が脳卒中を押しのけて日本人の死因第二位になりました（第一位は癌）。虚血性心疾患と呼ばれる狭心症や、心筋梗塞が増加したのが原因です。

虚血性心疾患は欧米のほうが多いのですが、海外では日本とは逆に最近減少し始めています。第Ⅲ―1表に示すような心疾患になりやすい原因（危険因子）への関心が早くから高まり、避けられるものは避けるという日常生活の改善の成果でしょう。私たちもぜひ

第Ⅲ－１表　虚血性心疾患の主な冠危険因子
（心臓病予防のための対策・川久保清）

避けられないもの	避けられるもの
年齢 性（男） 遺伝	高脂血症 高血圧症 禁煙 糖尿病 運動不足 Ａ型行動類型 高尿酸血症 肥満

見習いたいと思います。

　表の中で、喫煙は若年齢で発症する急性心筋梗塞例の冠危険因子でもっとも多い（九〇％）といいます。

　Ａ型行動類型とは過剰な競争心、時間に対する切迫感、敵意、いらだちなどの行動型をさし、こうした性格の人は虚血性心疾患の発症率が高いとされています。日本人にそのまま適用できるかどうかは疑問が残りますが、いずれにしてもあまり物ごとに几帳面すぎず、なにごとも六〇％でよしとする気持がよいようです。

　高脂血症、高血圧症、糖尿病、高尿酸血症、肥満などは日常の食習慣によるところが大きいのです。操体法でいう、歯のかたちに合った食のバランスが、心臓疾患の増加している日本はもちろん、欧米でも、もっともっと見直されるべきでしょう。

　そこで、予防を考えるばあいは理想的には小児期から生活に注意することがたいせつです。虚血性心疾患の原因となる動脈硬化は、小児期から始まると考えられるので、早い時期から食習慣や運動習慣を整える必要があるのです。もちろん、生活習慣病が気になる年になってからでも、適度な運動とバランスのとれた食事、正確な健康教育を受けて予防に努めることが必要です。

◇心筋梗塞のリハビリ

最近の医療の進歩により、心筋梗塞の急性期の死亡率は改善されてきてはいます。しかし、一命をとりとめても患者さんの障害は心身両面にわたって大きいものです。リハビリではいかに良好な状態で社会復帰でき、生活の質を高めることができるかが問題となります。

急性期心筋梗塞（合併症のないばあいは約四週間）のリハビリのプログラムは、たとえば第Ⅲ―16図のとおりです。それぞれの段階でムリせず、いちばんラクな体位をとり、リハビリを励行してもらうのが操体法流です。

リハビリがすすむにつれて運動負荷試験が併行して行なわれ、評価がされます。運動強度の表示はメッツ（METs）とワッツ（WATTs）という単位が使われ、「メッツ」は一メッツ三・五mℓ／kg／分の酸素消費量と一・〇キロカロリー／kg／時（〇・一六七キロカロリー／kg／分）のエネルギー消費量に相当し、安静時が約一メッツです。

ワッツは仕事量の単位で、自転車エルゴカーターを使って表示します。自転車は体重に関係なく、仕事量は負荷抵抗（kg）と進んだ距離（m）との積で示されます。速度は毎分五〇回転が基本とされ、一五〇kg・mが二

第Ⅲ－16図　急性心筋梗塞症のリハビリテーションプログラム（合併症のない例）

（厚生省循環器病研究リハビリテーション研究班）

病日	1週	2週	3週	4週
	1 2 3 4 5 6 7	8 9 10 11 12 13 14	15 16 17 18 19 20 21	22 23 24 25 26 27 28
リハの場所	CCU	CCUあるいはそれに準じた病室	一般病棟	
活動表	絶対安静 → ベッド上の動作	ベッド上の動作／病室内の活動	病棟内の活動	
運動の強さ（MET☆）	1MET → 1～2METs	1～2METs	2～3METs	3～5METs
主な運動	★受動座位　★自動座位	★立位ベッド周囲歩行　★病室内歩行	★廊下歩行 50m　★200m （回数/日） 1 2 3 1 2 3	★500m（あるいは能力に応じた階段運動） 1 1 2 2 3 3 ★★運動耐容能評価 退院時
排泄	ベッド上　ベッド上あるいはベッドサイド便器	ベッドサイド便器あるいは室内トイレ	病棟トイレ	
清潔	部分清拭（介助）　全身清拭（介助）	歯みがき，洗面，ひげそり	洗髪（介助）	入浴（病態に応じて）
食事	絶食流動3分（介助）　5分（自力）　全粥	常食		
娯楽	禁止 → ラジオ（音楽）　新聞，雑誌，テレビ	新聞，雑誌，テレビ	ロビーで談話	

☆1 MET (metabolic equivalent)＝安静時酸素消費量≒3.5ml/kg/min

★テスト実施　★★マスターシングル，トレッドミル，エルゴメーターなど五ワッツとなります。酸素消費量との関係は、VO_2(ml)＝(kg・m／分)×2となっています。

第Ⅲ－2表　エネルギー消費量（METs）

散歩	4～5
速歩100m／分	6～7
ジョギング160m／分	10～11
サイクリング（ゆっくり）	7
ボーリング	2～4
ゴルフ	4～7（平均5）
バドミントン	6
登山	10以上
なわとび60～80回／分	9
テニス	4～9（平均6.5）
バレーボール	3～6

安静時　約1MET　　1MET＝1kcal/kg/時間
（1MET＝3.5ml酸素消費量/kg/分
＝210ml酸素消費量/kg/時間）

運動負荷は、自動走行するベルトの上を歩かせるトレッドミルや、自転車エルゴメーター、マスター二段階法などがあり、利用されています。

このような運動負荷試験を行なったときは、終了後ゆっくり腹式深呼吸をしたり、手足を気持よい方向に動かすなど、三〇ページの操体の基本運動を軽くやるとよいでしょう。あくまでもムリせず、ゆっくり、しなやかにやるのがコツです。たとえば、自転車踏みをしたら、ベッドの上にあおむけに寝そべり、かかと伸ばしをしたり、膝を立てて左右動診を行なうなどして脚の疲れをほぐしておくのもよいでしょう。

第Ⅲ－17図　虚血性心臓疾患の運動療法の概念（『心臓病の治療』，「心筋梗塞慢性期のリハビリテーション」より）

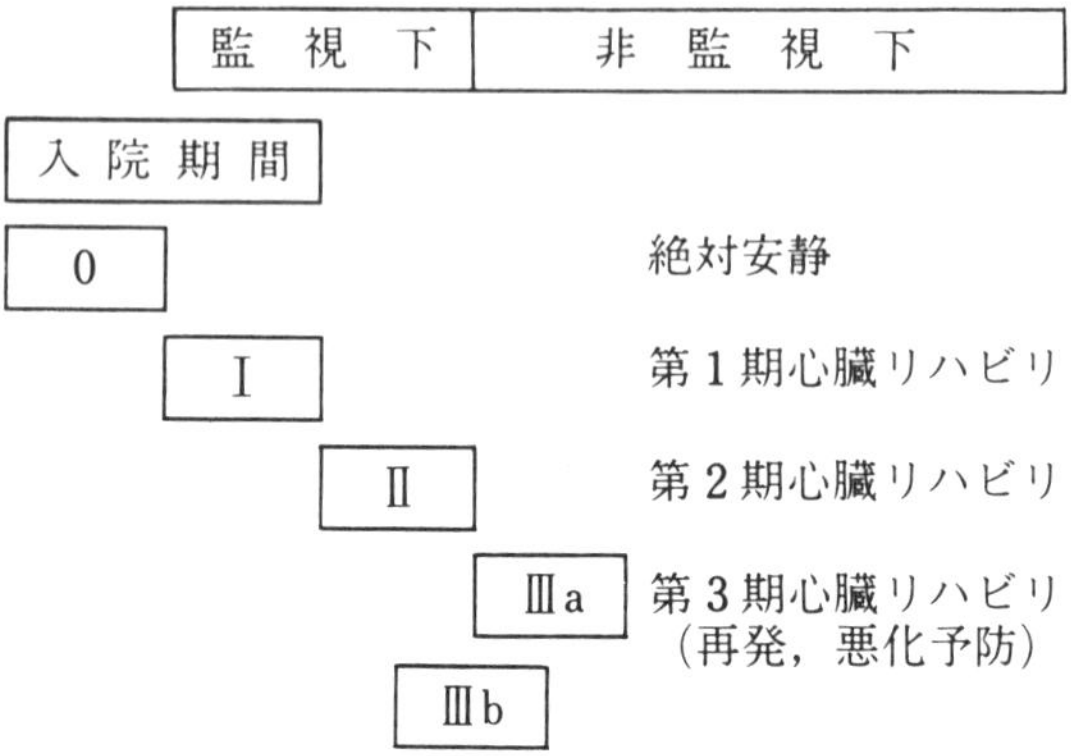
監視下
非監視下
入院期間
0
Ⅰ
Ⅱ
Ⅲa
Ⅲb
絶対安静
第1期心臓リハビリ
第2期心臓リハビリ
第3期心臓リハビリ
（再発，悪化予防）

以上、約四週間の急性期をすぎると心筋梗塞慢性期のリハビリに入ります。人により症状の軽重によって違いますが、三カ月から六カ月くらいのリハビリ訓練になります。

心臓リハビリの効果は、種々の虚血性心疾患のリスクファクター（冠危険因子）、高血圧や肥満、糖尿病、高脂血症などの改善だけでなく、患者さんの精神面の効果も予想以上に大きいといわれており、実際私もそう感じています。それだけに、このリハビリに操体法的な考え方や方法を少しずつでもとり入れれば、なお効果が高まると確信しています。

榊原記念クリニックの濱本先生らは、第Ⅲ―17図のような概念で、第Ⅲ―3表のようなプログラムをつくっています。

これらのリハビリのプログラムはたいへん理にかなったものと思います。が、操体法的に考え、実行するのであれば、ストレッチやエアロビックス、トレッドミル、エルゴメーターなどをやる前後で操体の基本運動や基本

第Ⅲ－3表　第2期心臓リハビリのプログラム

（第Ⅲの17に同じ）

頻度，期間

週3回，8週間実施

プログラム

1. ストレッチおよび低強度エアロビック体操30分
2. 自転車エルゴメータあるいはトレッドミルを用い，1日1種目交互使用にて20～30分（下記の最大心拍数の60～70％の負荷量で行なう）
3. クールダウンとしてのストレッチング　10分間

運動処方の作成

自転車エルゴメータおよびトレッドミルにより症候限界最大運動負荷試験を行なう

1. 自転車エルゴメータ：1分ごとに10ワットの漸増
2. トレッドミル：当初の2分間は勾配0％とし，1.5 マイル／時の速さでウォームアップをし，つづいて勾配を10％（一定）とし，2分毎に0.5マイル／時ずつ速度をはやめる

以上により得られた最大心拍数をもとにして，運動処方が作成される

型の動きを励行して、生体の歪みを正してから、表のようなリハビリをすると、よりよい効果が出ると思われます。そうすれば、左半身が短縮しているような歪みの矯正にも役立つでしょう。

社会復帰をめざそうとする虚血性心疾患の患者さんには、日常すべてがリハビリにつながるし、再発予防につながります。その習慣づけには運動だけでなく食や喫煙、心のもち方などもたいせつで、患者さんや医師はもとより家族も医療スタッフもみんなで協力して、第Ⅲ―18図のような要因を、よい方向に向けていくようつとめたいものです。その意味で、操体法の想の部分（二七ページ）も、よ

り活用されるべきだと思います。

◇狭心症のリハビリ

安定状態にある労作性狭心症（急な運動負荷で症状が出る）は、運動療法でよくなることが多いものです。適切な運動処方は、最大酸素摂取量や最大心拍数から、運動強度が設定されます。運動療法は第Ⅲ－4表にみられ

第Ⅲ－18図　心臓疾患の心身医学的要素

（加藤敏平）

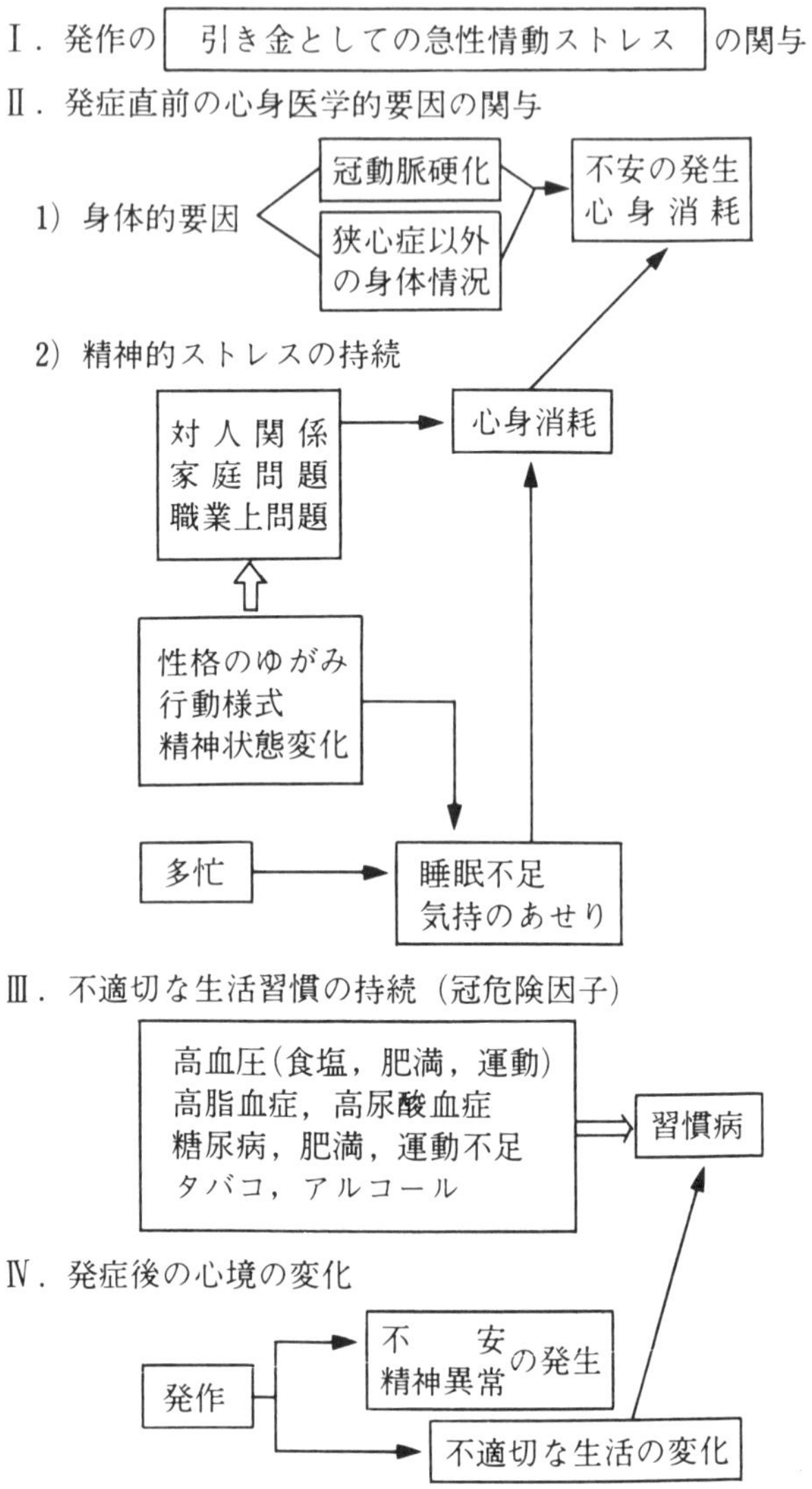
Ⅰ．発作の　引き金としての急性情動ストレス　の関与
Ⅱ．発症直前の心身医学的要因の関与
1）身体的要因
冠動脈硬化
狭心症以外の身体情況
不安の発生
心身消耗
2）精神的ストレスの持続
対人関係
家庭問題
職業上問題
心身消耗
性格のゆがみ
行動様式
精神状態変化
多忙
睡眠不足
気持のあせり
Ⅲ．不適切な生活習慣の持続（冠危険因子）
高血圧（食塩，肥満，運動）
高脂血症，高尿酸血症
糖尿病，肥満，運動不足
タバコ，アルコール
習慣病
Ⅳ．発症後の心境の変化
発作
不　安
精神異常
の発生
不適切な生活の変化

るように生活の質（クオリティ・オブ・ライフ）を向上させますが、ここでも、操体法でいうムリをしない、六〇％達成でもよしとする、休み休み行なうなどがたいせつです。少し汗ばむ程度の歩行でも運動でも、その強度で一〇分間そうムリなく続けられる、そして人と話ができるほどの動きでよいのです。

第Ⅲ－4表　生活習慣に対する運動療法の効果
（道場信孝『心臓病の治療』,「狭心症の運動療法」より）

	心疾患群（N＝11）	非心疾患群（N＝11）	全　体（N＝22）
娯楽性	↑↑		
疾病頻度			↓
妻・夫型	↑↑		
運動意欲	↑	↑	↑↑
多愁訴性	↓↓	↓↓	↓↓
糖分摂取			↓
行動力	↑↑	↑↑	↑↑
情緒の安定性	↑↑	↑	↑↑
積極性			↑

単矢：p＜0.1,複矢：p＜0.05,↑：増加,↓：減少（pとは有意水準のこと）

8 呼吸器疾患のリハビリと操体法

◇呼吸のしくみを知っておこう

呼吸をしないと人は生きていられません。呼吸によって、肺から空中の酸素をとり入れるのです。

呼吸（外呼吸＝換気）は少しの動きですが、全身運動にもつながるので、うまくいくように工夫してみましょう。慢性閉塞性呼吸器疾患や手術の前後に呼吸方法を練習しておくと、本人が比較的ラクだし、からだ全体にもよい効果をもたらします。

呼吸は、横隔膜と胸郭の動きによって、胸腔に陰圧が生じて肺が膨らむので空気が流れ込みます。通常の呼吸時には、吸気時に横隔膜が収縮し下方に下がります。このとき肋間筋のうちの外肋間筋が働くということです。吸気は胸郭や肺の弾性により元に戻るので、筋の作用は少ないようです。

深呼吸時には、吸気時に胸郭周囲の呼吸補助筋（胸鎖孔突筋、僧帽筋、大胸筋など）が収縮し、肋骨も前上方に上がり、胸郭を大きく広げます。努力性呼気時（努力して息を吐くとき）や腹式呼吸では、腹筋群が大いに働きます。

呼吸器の状態が悪いと、肺活量や一回換量、一秒率などに異常値がでてきます。

◇リハビリとしての呼吸—腹式呼吸

リハビリのためでなくても、呼吸は腹式呼吸がよいのです。腹式呼吸は、吸気時に横隔膜がよく下がり腹部が膨らんできます。呼吸本来の筋の使い方を強めた方法といえましょう。横隔膜がよく動かないときは、胸郭を広げて行なう胸式呼吸になりますが、これは効率の悪い呼吸法なのです。

妊婦さんは、横隔膜を下げにくいほど腹が大きくなっていて、必然的に胸式呼吸にならざるをえません。呼吸困難のときも、胸式呼吸を必要とするようになります。日ごろから効率のよい呼吸である腹式呼吸を訓練していると、いざというときに呼吸がしやすくなります。

腹式呼吸の練習はあおむけがやりやすい姿勢です。背をつけておくと肋間筋が動きにくいし、胸郭の動きが制限され横隔膜をより使うようになるからです。呼気はゆっくり長く、吸気持はおなかが膨らむようにします。

第Ⅲ－19図　口すぼめの呼吸

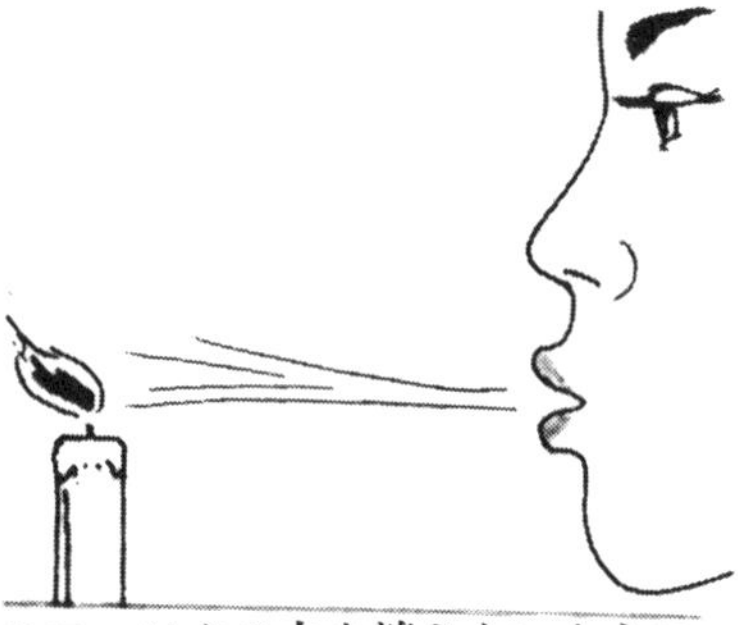

●ローソクの火を消さないようにゆっくりと息を吐く
●ローソクをだんだん遠ざけてみる

慣れれば座位や立位でも可能になります。

＊口すぼめ呼吸……腹式呼吸の練習のときによくやる方法です。ローソクの火を吹き消すときのあの格好で、口をすぼめ、火を消さないようにゆらしながらゆっくり吐き出します。こうすると気道内圧を上げ、呼吸器官の虚脱閉塞を防ぐといわれています。換気量もふえます。

操体法の呼吸も腹式です。第Ⅲ—20図のようにあおむけで膝を立て、手を下腹に当て、腹をへこませながら息を長くゆっくり力まずに吐きます。最後にため息をついてもよい。吸うときは自然にまかせて吸います。

第Ⅲ－20図　腹式深呼吸

毎晩寝る前に腹式深呼吸を

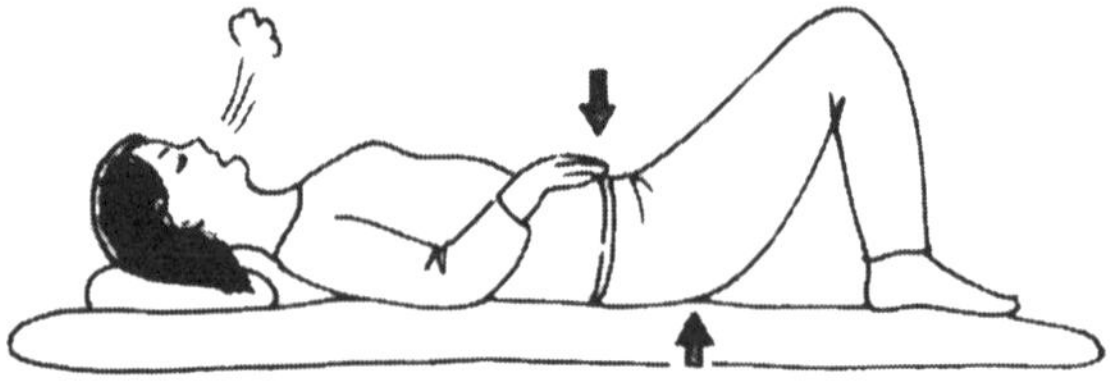

　膝を立て，下腹に手をあてて，下腹をくぼませ，ゆっくり長く力まずに息を吐く。吸うときは自然に十分吸う。慣れたら，吐く息をより長くゆっくりと。毎朝晩床の上で10回くらい，10日もやると１分間に２～３回の深呼吸ができる。長い息をできる人は長生きできる

　足を伸ばした姿勢でしてもよい。疲れもとれて，就眠もはやい

（橋本敬三『万病を治せる妙療法』より）

朝・晩、または朝・昼・晩と、床の中ででも、一〇～一五回ほどずつやりましょう。ガス交換がしやすくなります。

さらに、腹式呼吸で横隔膜がよく動くと腹腔内の内臓の動きもよくなります。副交感神経もよく刺激されるし、手足もあたたかくなります。そして、呼気優先の呼吸をすると、ふしぎと筋緊張がほぐれるのです。また、動作をするときの骨格筋は、呼気時に収縮しやすく、力が出るのは息を少し吐きながらか、止めているときなのです。

　歩行と呼吸は無意識的にもできます。しかし、目的のある速い動作や力の入った動作は、呼気でやるか、吸気を止めてやるかしないとできにくいものです。筋緊張とからだのバランスを保ちにくくなるからでしょう。

　どんな病気でリハビリをしている人でも、寝たきりでも、また健康だと思っている人でも、腹式呼吸を上手にすると全身運動になる

第Ⅲ－21図　ぜんそくのときの操体法

①ゆっくり息を吐きながら圧痛点へ向かって丸くなり，脱力

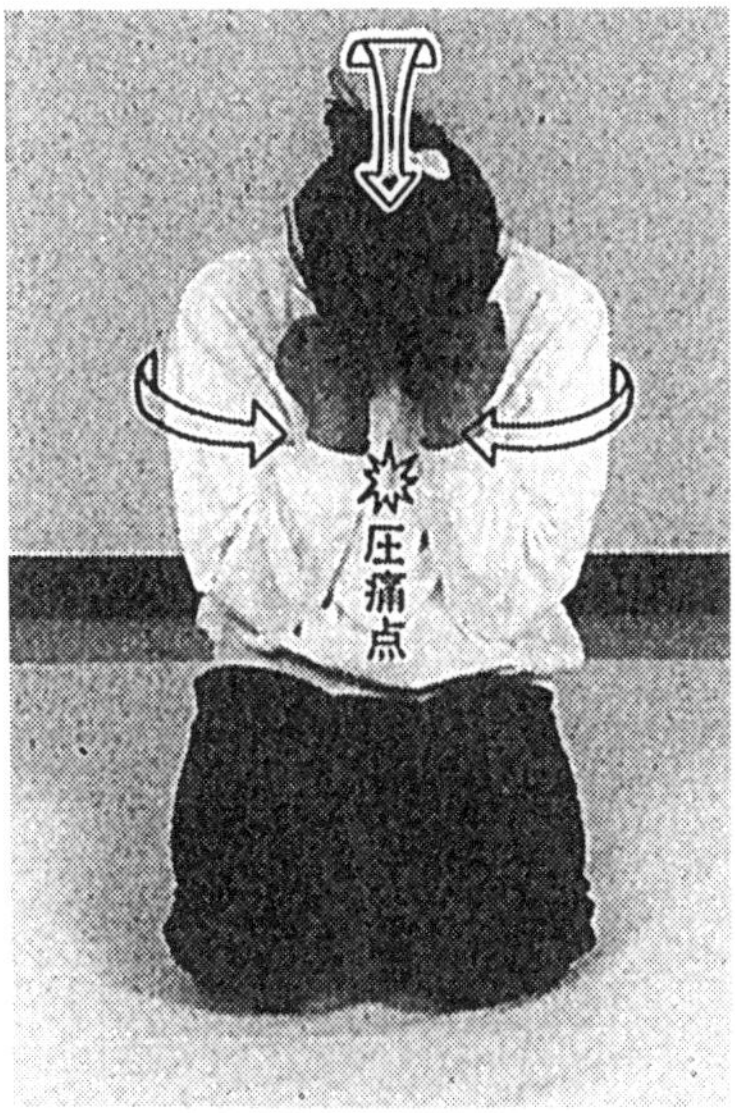

②介助者がいるならこのように抵抗を与えるとよい

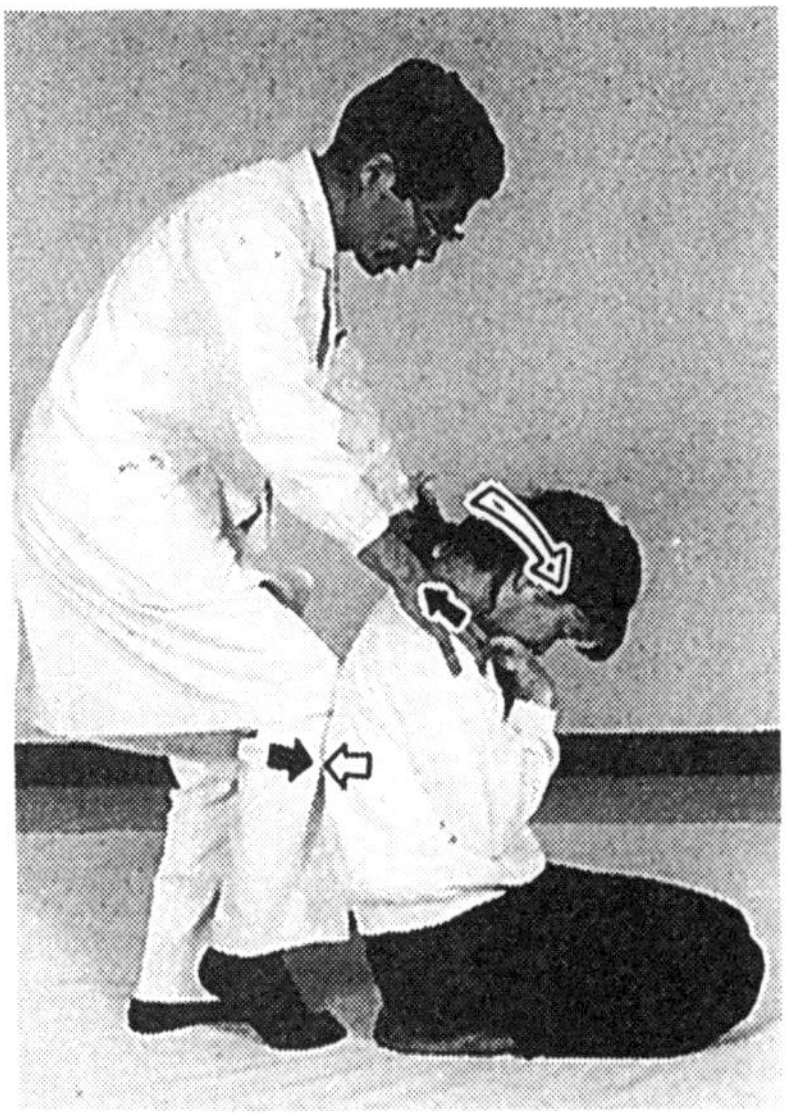

し、バランスをとりやすくなります。

◇ぜんそくのときの操体法

ぜんそくの人は、上部胸椎の一部にくぼみがあり、胸骨と肋骨の関節部が前に出ていて圧すると痛みがあることが多い。こういうときは、両肩を前に出し、背を丸めるようにしてあごは出し、呼気に合わせて圧痛部に引きつけるようにします。三～四秒のための後、ため息をついて脱力します。

喀痰の出やすい人は、「痰を出す体位」や叩打・振動を胸壁に加える方法があります。同時に、全身動くところを、介助して動きやすいところから動かすことも必要です。腹式呼吸は肺気腫、慢性気管支炎、気

管支拡張症、慢性細気管支炎、気管支ぜんそくなどにも効果があります。

9 高血圧治療に生かすリハビリ操体法

その人その人によってちょうどよい血圧というものがあるはずです。しかし、他人と比べてあまりにも高いと、いまは症状としては出現していなくても、脳卒中、心臓病、腎臓病などいろいろな病気をひき起こす要因となりやすいのです。これらの病気の予防のためには、やはり高すぎる血圧はおさえておくのがよいのです。最低血圧が九〇以上、最高血圧が一四〇以上の人を高血圧といいます。

高血圧が検診やドックでわかったら、たいしたことはないなどと放っておかずにしっかりと検査を受け、治療を受けましょう。家庭で血圧計を用意して測定するのもよいことです。病医院でよきアドバイスを受けながら、気長に治療をし、治療を生活の一部としてしまうことです。うまくいけば、降圧剤はいらなくなることも多いのです。

高血圧では、拡張期血圧という下の血圧が重要です。第Ⅲ—22図のように下の血圧が九〇～一〇四 mmHg 以下の人では、薬を使わない「非薬物療法」が有効であるし、もっとも勧めたい方法になります。

この「非薬物療法」の励行とは、

①食塩を少なくする。一日五グラム以下と

第Ⅲ－22図　降圧療法の一般原則

（荒川規矩男の講演より）

症状分類	拡張期圧 mmHg	療法	内容
重　症	115 ↑	薬物療法	Ca拮抗薬 α, β遮断薬 ACE阻害薬 利尿薬
中等症	105 ↑		
軽　症	90 ↑	非薬物療法	食塩（＜5g/日） 体重（身長－100）kg 運動（心拍数110×30分） アルコール（＜56.8g/日） （酒なら1合，ビールなら1本）

いわれていますが、ニガリの成分である微量要素も入ったよい塩で、日本型の食生活をするならば、ここまで減塩をする必要はないと思います。食塩にあまり関係しない高血圧（食塩非感受性高血圧）も四割強はいるということですし、何よりも日本の食文化は塩の食文化と言っても言い過ぎではないからです。食塩過剰にならないで、日本型の食事が姿を消さない程度の減塩がされればよいと思います。まずは一日一〇グラム以下が目標でもよいのではないでしょうか。

②体重のコントロール。標準体重の±一〇％内外にするだけでも血圧の降下する人はずいぶんといます。

③運動。一分間当たり心拍数一一〇～一〇八の運動は、少し汗ばむ程度のもの。一〇分間続けても会話に息切れしない程度をメド

に、からだを動かしましょう。それを三〇分ずつ、週三回もできれば上出来です。操体法の基本運動を朝・昼・晩と励行してもよいです。

④アルコールはほどよく。日本酒なら一日一合、ビールなら中びん一本がよい。一合なら毎日飲んでも、百薬の長となります。

①〜④どれをとってみても血圧を下げてくれます。実行できるものからとり入れて、日常のライフスタイルを変える工夫をしましょう。毎日のことですから、沈んだ気持で続けるのでなく、仕事でも趣味でも楽しみをつくっておくこともたいせつな治療です。

どれから実行するにせよ、六〇％できたら満足しながら続けること。

高血圧とは、からだのさまざまなバランスがくずれて血のめぐりが悪くなり、それでも全身に血液を送るため圧力が高くなっている状態のことです。だから操体法に従って動、食、息、想と環境すべてにわたってバランスをとろうとしていれば、血圧は落ち着いてくるものです。

最近はよい降圧剤もありますが、降圧剤にばかり頼って血のめぐりが悪い状態を放置しておくと、必要なところに血が届かなくなってしまいます。薬物療法をしている人でも、操体法をはじめとして非薬物療法をキチンとライフスタイルにとり入れることが、薬の効き目をよくし、ムリなく血圧を下げ、薬の使用量も少なくてすむことをお忘れなく。

10 骨折とリハビリ操体

転んだりして骨折したときは、初めのうちはその箇所は動かせないので、「動かせるところから動かす」リハビリ操体法が回復促進にはうってつけになります。

骨折したばあいはまず、整形外科や接骨院で適切な処置をして、ギプスによる固定や、副え木（他の部位により可動性を引き出しやすい）を当てることになります。固定されていない部分、ギプスから出ている部分は、痛みの出にくい動きをみつけて動かしましょう。動かしやすいほうに抵抗を加えたりして、瞬間脱力もします。

これは、関節が固定されているばあい、動くところを動かすだけで固定されている部分の筋肉も収縮が起きるからです。この筋肉の収縮は、骨折を治すのにも必要だし、筋萎縮や関節の固定を防ぐのにも役立ちます。骨折した手や足の動くところを動かせればよいし、それがムリでもからだ全体で動かしやすい動きをみつけて動いてみましょう。

＊

五〇歳過ぎの男性が、ちょっとした高さから飛び降りたら、下腿の脛骨（すね）骨折を起こしました。整形外科に入院してギプス固定を受けました。この人は以前から、農作業の忙しいときなど操体で疲れ直しもしていたので、入院中も動く足のかかとは、チョコチョコと動かしていました。入院中に以前からあった腰痛も出やすくなったので、ベッド上でできる操体もいくつかやるようにしました。おかげで、病院でいわれたよりも骨折は早くよくなり、疲れにも腰痛にもよく、入院中ベッド上で起こりやすい便秘にもよかったと喜んでいました。

手や足の骨折では、同じような工夫がそれぞれに利用できるでしょう。

11 入院時悪化しやすい便秘を防ぐ操体法

どんな病気でも、入院して寝たきりになったりして運動が制限されると便秘になりやすいものです。消化のよいものばかり食べたりすると、なおさらです。

便秘はそれ自体気分のよくないものですが、過度に続くと痔や吹出物ができやすく、さらに腸憩室や大腸癌の一因にさえなります。病気を治すつもりで入院したのが、便秘を持ち帰ることになったらつまりません。操体法を大いに利用して便秘を撃退しましょう。

便秘とは、便の出が悪くて便通異常を伴う状態のことです。排便回数がいつもより少なくなったり、毎日便通があっても硬すぎたり細かったり、ころころとして硬く排便に苦痛を感じたりするときは便秘です。

第Ⅲ－5表　便秘の型と原因

（日医ニュース，24時間の医学No.433，渡辺嘉久より）

型		原　　因
機能性便秘（大腸機能の異常によるもの）	①弛緩性便秘（大腸の働きがにぶり便の通過が遅くなる）	栄養不良，貧血，高齢 ビタミンB1・Ca・K欠乏
	②けいれん性便秘（大腸がけいれん性に収縮し便の通過が遅くなる）	精神的・心理的要因が大きい腸の炎症・潰瘍，下剤の乱用 胆のう疾患
	③直腸性便秘（排便反射が弱いためにおこる）	習慣性便秘（便意があってもがまんしてしまうことなど），痔核
器質性便秘（大腸の病気（通過障害）によるもの）		大腸癌，大腸ポリープ 腸閉塞，癒着

排便習慣は個人差が大きいので、排便の回数が少ないからといって必ずしも便秘ではないこともあります。しかし、便は溜めておいても役に立たないので、毎日の定期便があればよりよいわけです。

便秘には、大きくわけると二つの型があります。一つは腸の働きの異常による便秘で機能性便秘といい、他は大腸の病気などによって便の通り道が狭くなって通過障害を起こす器質性便秘といいます。原因はいろいろですが、第Ⅲ―5表のように分類されます。

大腸癌などによる便秘はそれなりの治療がすぐ必要ですが、多くの機能性便秘では、

①規則正しい生活。

②甘いもの、とくに砂糖分は少なくし、野

菜や海藻など繊維質の多いものを食べるようにする。適度の果物もよい。主食も、玄米や七分づき米などにするか麦飯にする。パンのときは全粒粉のものを食べる。

③過食はひかえ、よく噛む。

④ストレスを避け、適度な運動をする。

⑤毎朝でも毎晩でもよいから、きまった時間にトイレに行く習慣をつける。便意をがまんしないこと。

⑥民間療法で下痢止めに使うゲンノショウコは、薄く煎じれば便秘の解消にも役立つ。などの治療を励行してください。そして、これらに加えて、

⑦操体法を行なう。

ゆがんだ腰や腸の機能不全を正してくれるのが操体法であるといえるでしょう。とくに、右半身にからだの重心がかかりすぎると便秘になる人が多いようです。

そこで、操体法としては、

①基本運動のほかに、

②足が床に着かない高さのイスやベッドに腰かけて、からだを左のほうへゆっくりひねる。視線や手を置く位置などはいろいろ試して自分が気持よいやり方でよい。気持よいところまでひねったら、ため息とともに脱力。これは右に偏った重心を矯正する操体法です。ただし左へひねるのがやりにくいときはムリにせず、他の運動でやりやすいものを励行する。

③同じ姿勢で、左右上げやすいほうの膝を

上げ、脱力する。

④同じく、左右の膝を交互に前に出してみる（二～三回）。やりやすいほうを多く。

⑤トイレ体操（九九ページ参照）もよいものです。洋式トイレのばあい、前記②③④の操体も一緒にできる。

これらの運動を、気がついたときにぜひ二～三回ずつ試みてください。

第Ⅲ－23図　上げやすいほうの膝を上げ，脱力

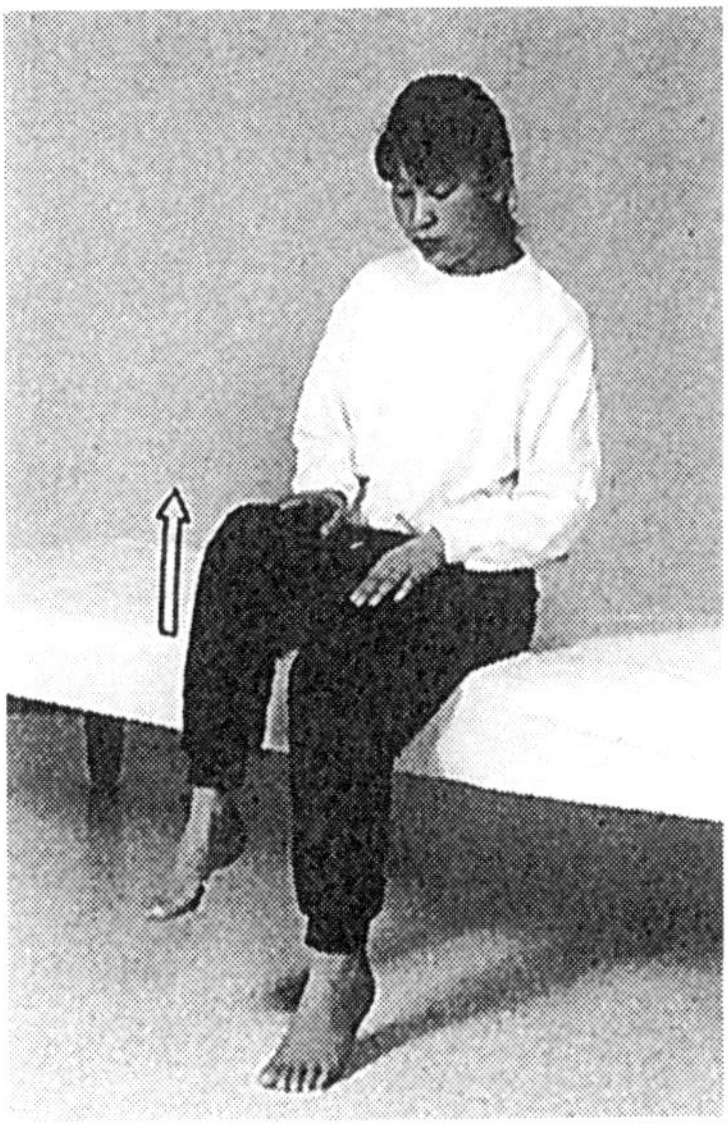

薬はいろいろあります。腸を刺激する薬、腸のけいれんを抑える薬、浣腸薬、座薬など。漢方薬にも、芍薬大黄湯、麻子仁丸や潤腸湯などが便秘に用いられます。自分に合った薬を見つけてください。

なお、最近ふえている大腸癌は検診やドックでみつかるので、少し頑固な便秘はちゃんと検査して、安心したうえで操体法をはじめとした治療に励んでください。操体法は便秘によく効きます。便秘をよくすることによって、からだ全体の調子も上向きになりますから、すべての病気の治療にも、リハビリにも大きな助けとなります。

＊

子供の便秘にはわき腹のくすぐりが大変

よく効きます。肋骨も腰の骨もない柔らかいところを、片方ずつ二〜三回くすぐってあげましょう。

12 言語療法も操体法で

脳卒中から言語障害を持つ方がいます。そのひとつに〝麻痺性の構音障害〟があります。唇、舌、顎、喉頭などに運動障害を起こし、かすれ声、舌がもたついてしゃべりにくい、むせて水が飲めないなどの症状が出ます。

ここで紹介するのは、操体法の方法を構音器官運動にもあてはめてやってみたら、うまくいったという症例です。今後も検討していかなければならないものですが、参考にして試みていただければ幸いです。

〈症例1〉

Sさん。六〇歳の男性。右被殻から視床にかけての脳内出血。一本の杖で歩行練習をやるようになった、比較的軽度の方でした。

もたついてしゃべりにくい、時々むせる、声が出にくいなどの訴えがありました。左片側の舌麻痺があり、舌を前進させると左側に偏位します（第Ⅲ―24図）。

まず、頤舌筋の左右のバランスを回復させるために、舌を右側の動きやすい方向へゆっくり動かすことをくり返してもらいました。（第Ⅲ―25図）。すると、一〇日ほどたって左側の舌の偏位はなくなりました。腹式呼吸、構音器官運動、文の音読も並行して練習して、舌のもたつき、むせ、声が出にくいなどの症状はなくなりました。

〈症例2〉

Tさん。七〇歳の男性。左内包から被殻にかけての脳内出血。歩行は不自由のない方でした。症例1の方とは反対に、右片側に舌の偏位がありました。

やはり麻痺のない左は動かしやすいので、左へゆっくり動かしていく練習をしました。口角まで舌をつけ、止め、力をぬき中央へ戻します（第Ⅲ—26）。四回ほど続けますと、舌の先端ではやや右偏位は残りましたが、それも目立たないほどになり、時にはほとんど

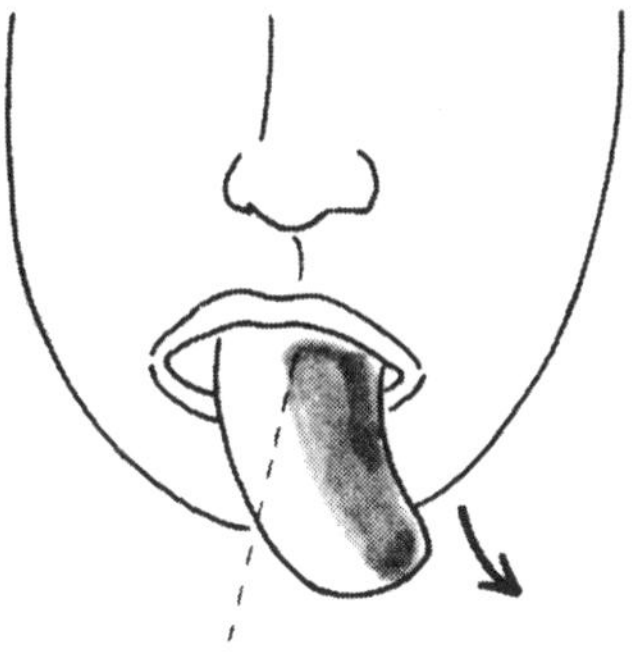

第Ⅲ－24図　舌が左側へ偏る

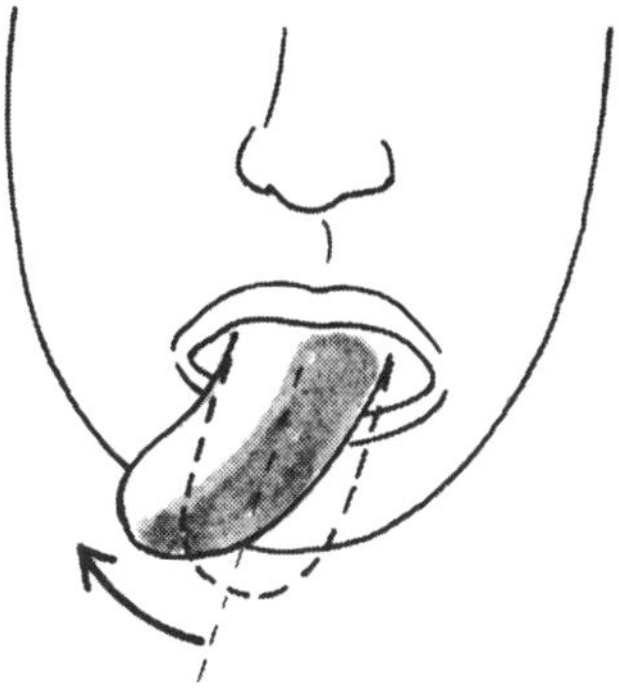

第Ⅲ－25図　動かしやすい右方向へゆっくり動かす

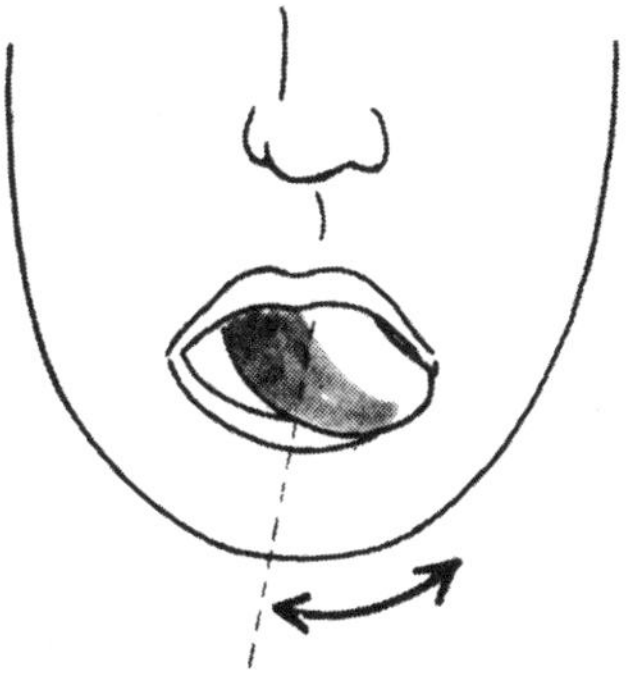

第Ⅲ－26図　口角まで舌をつけ，脱力する

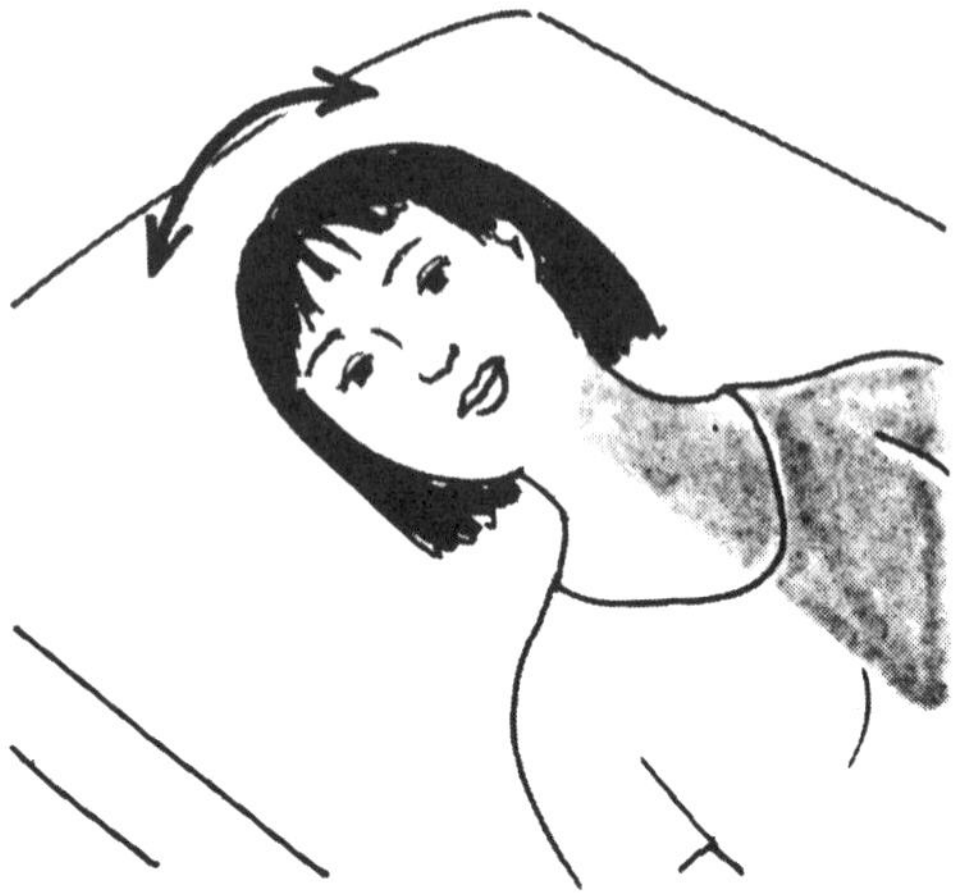
第Ⅲ－27図　あおむけのままで首を操体法

まっすぐになるようになりました。家で練習しないでいると右偏位の傾向が再び出てくることもありましたが、毎日練習することで会話での舌のもつれはだいぶ解消されました。

〈症例3〉

Hさん。八八歳の女性。右被殻の脳内出血。重度の左半身麻痺で、ベッドで寝ていることが多かったのですが、車椅子での座位が可能で、レバーを操作して移動する練習を少しやるようにもなりました。言語症状は気息声（かすれ声）で、そのささやき声も聞きとれないため家族は困っていました。

首の拘縮のため頭部が後屈していましたので、ラクな姿勢でできることをやってもらうため、練習はベッドであおむけのまま行ないました。腹式呼吸は、まずムリのないところまで吐き出して、力をぬいてラクに吸ってもらうことを五～一〇回やってもらいました（患者さんによっては、三回でくたびれる方もいるので、様子を見ながら、二～三回、または五回ほどでやめておいたほうがよいばあいがあります）。

もうひとつは首の左右運動です。左への動きが極度に悪かったので、動きやすい右のほうへ三〜四回ゆっくり動かしてもらいました。そのさい、息を吐きながら動かし、横になったところで力をぬき一呼吸ほど休み、再び息を吐きながら中央へ戻ります。

すると、だんだんに声が大きくなり、一〇日後は三〇分会話を続けてもかすれ声にならないようになりました。呼気の持続は、当初、一〜二秒の短さでしたが、訓練を始めてから四〇日目には六秒となりました。退院のときには、日常のコミュニケーションの支障はなくなりました。

〈症例4〉

Iさん。七三歳の女性。多発性脳梗塞で、重度の四肢麻痺があり、他の疾患もあってベッドで寝たきりでした。言語症状は嚥下困難、著しい構音器官運動の低下があり、発語も非常に不明瞭で聞きとりにくいものでした。

口を開くことさえも困難なときがありました。そのときは、こんなふうにやってみました。

①しっかり口を閉じる

②力をぬく

①と②を三〜四回くり返した後、「口を開けてごらん」と指示すると大きく開きました（第Ⅲ—28図）。

第Ⅲ－28図　口の開け閉めの練習

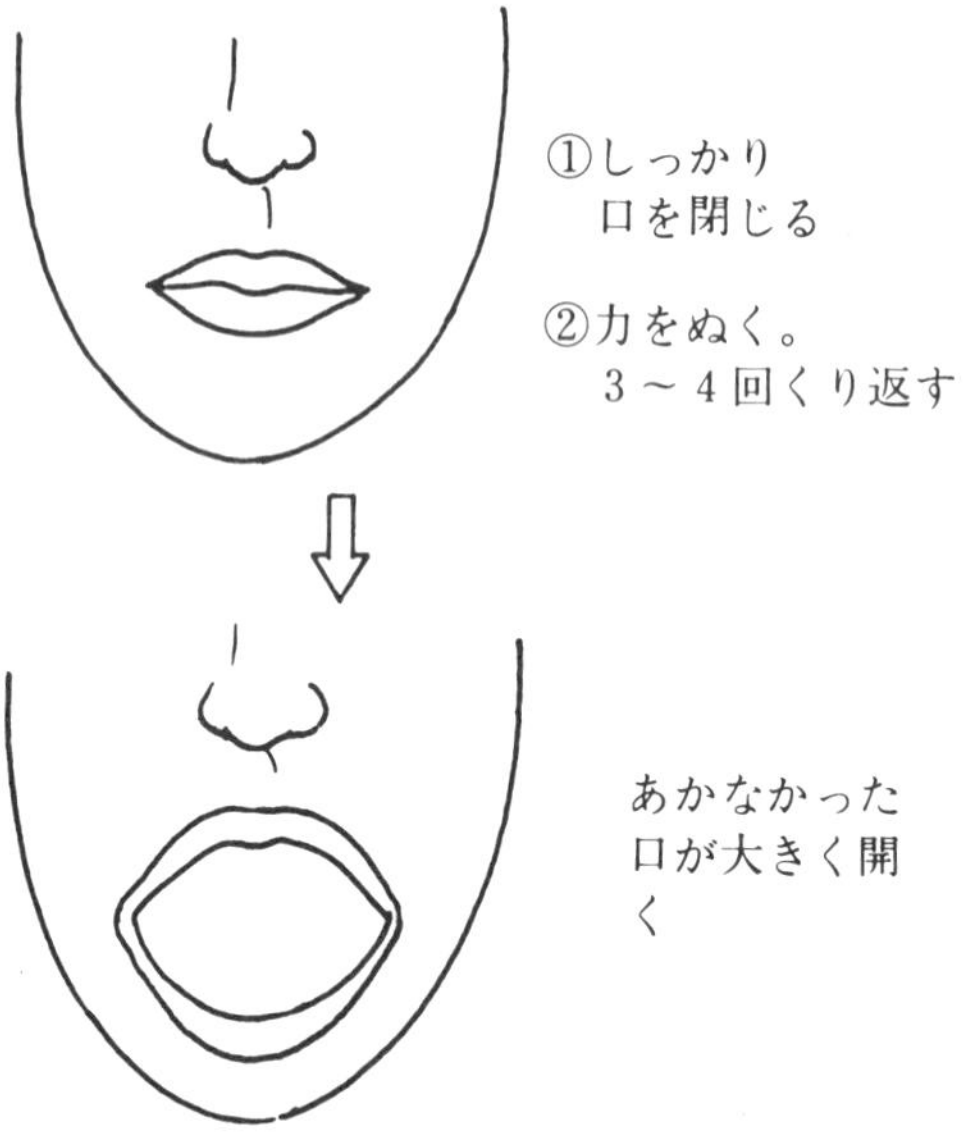
①しっかり
口を閉じる
②力をぬく。
3～4回くり返す
あかなかった
口が大きく開
く

続いて舌の前後運動をしたいのですが、舌が口の中から出てきません。そこで、反対に舌を奥へまるめるようにします。なかなかはっきりとした動きになりませんが、動かそうとして三～四回試みます。「前へ出してごらん」と指示すると、舌が唇よりも前のほうへヒョイと出ました。

自発的な動きのないばあいは、舌を奥のほうへゆっくり三～四回、舌圧子で圧迫してやるのもひとつの方法です。舌の前への動きが出てきました。

＊

この四症例に共通するのは、知的レベルの低下がなく、ご自分から積極的にリハビリに参加された方々だということです。

（言語療法士・飯島弘子）

足によい履物・悪い履物

体の歪みは、足から始まります。その足をのせている靴はからだの土台ともいえるでしょう。靴を選ぶときはつい値段やファッションに気をとられがちですが、なるべく健康によい履物を選ぶことこそたいせつです。

よい履物の条件は、次のようなものです。

ヒールは三センチ以下に……ヒールが高いと足関節の固定化を招き、関節の運動範囲が小さくなります。体重も正常位より前にかかり、膝、腰、脊椎、首など全身にムリが生ずるのです。かかとのクッションの役目さえ果たせれば、ヒールは低いほどよいようです。

つま先は広いこと……十分の幅があり、足指が横にも自由に動かせると、足指全体を使って踏んばることができます。正しい重心の位置を保ち、足の関節と筋肉を緊張させないために必要なことです。

これらの条件からいうと、もっともよい履物は地下足袋やわらじになります。下駄も足指の股が割れて、よいほうに入るでしょう。最近は歩きやすさを考慮したウォーキングシューズもあり、ハイヒールやビジネス用の革靴よりはよいようです。スニーカーもそれほど悪くはありません。

現在リハビリ用の靴もつくられていますが、まだ足の自由な動きを保つ工夫は十分ではないようです。右の条件にいちばん近いものを選ぶようにしてください。

なお、足によい履物について述べましたが、足にいちばんよい状態は裸足なのです。足をしめつけるものもなく、歩行時に足からの情報を脳や脊椎に伝えてからだのバランスをとるのにもっとも適しています。なるべく裸足で歩く時間を多くしてください。

第4章 介護がグンとラクになる リハビリ介助者の操体法

介護・介助はプロの看護婦さんがやるにしても、ボランティアでやるにしても、また家族がやるにしても、重労働であることに変わりはありません。ですが、介護によって患者さんの生きる力が引き出され、ゴールへ向かって一歩一歩進んでいく姿を見ることができれば、これほど素晴らしい体験はありません。そのような介護は、介護をする人にとっても張りのある楽しい仕事です。そんな楽しい介護をするためには、

①介護をする人自身が健康であること

②患者さんの生きる力を引き出せるような心がまえを持っていられること

の二点がたいせつなことです。

1 腰痛防止のための正しい介助法

介護をする人の最大の悩みは腰痛です。衣類の着脱、車イスへの移動、入浴介助、体位変換、おしめの交換といった作業のときに腰をいためやすく、一度いためるとどんなにや

る気があっても介護が辛い仕事になってしまいます。

腰をいためないための介護の基本は、①患者さんに密着する……手・腕だけで患者さんを移動させようとせず、腰を曲げて前に出し、からだ全体を使うこと。そうするためには行儀よくしてはい

第Ⅳ－1図　腰を痛めない介助の姿勢

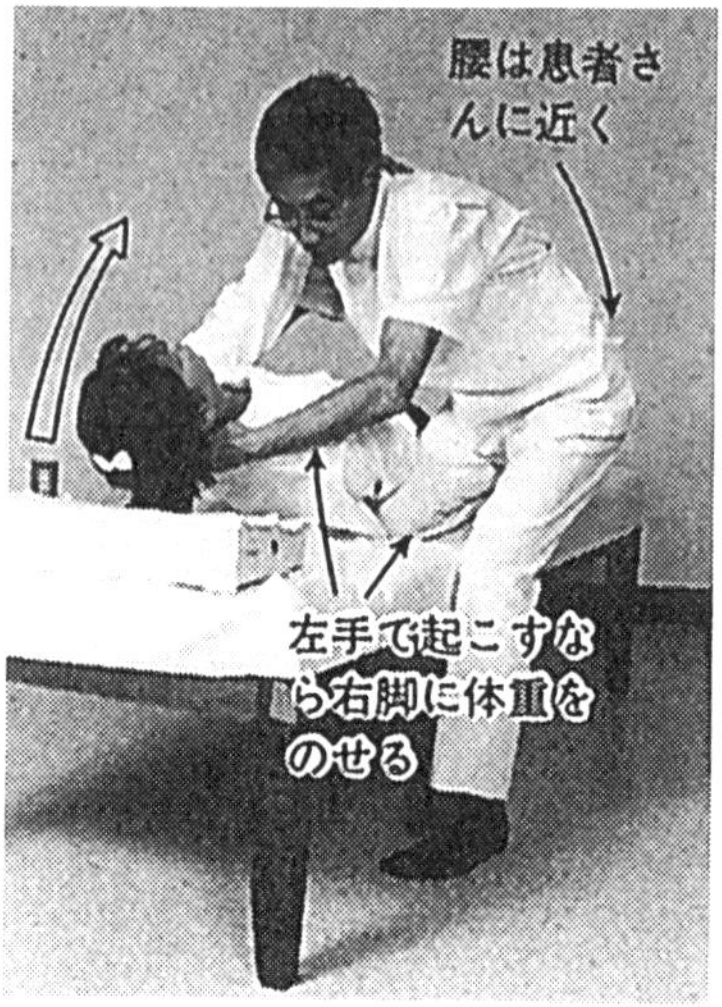
腰は患者さんに近く
左手で起こすなら右脚に体重をのせる

第Ⅳ－2図　介助の姿勢の悪い例，よい例

ⓐ(**悪い例**)　腕だけで起こそうとしている。これではすぐ腰をいためる

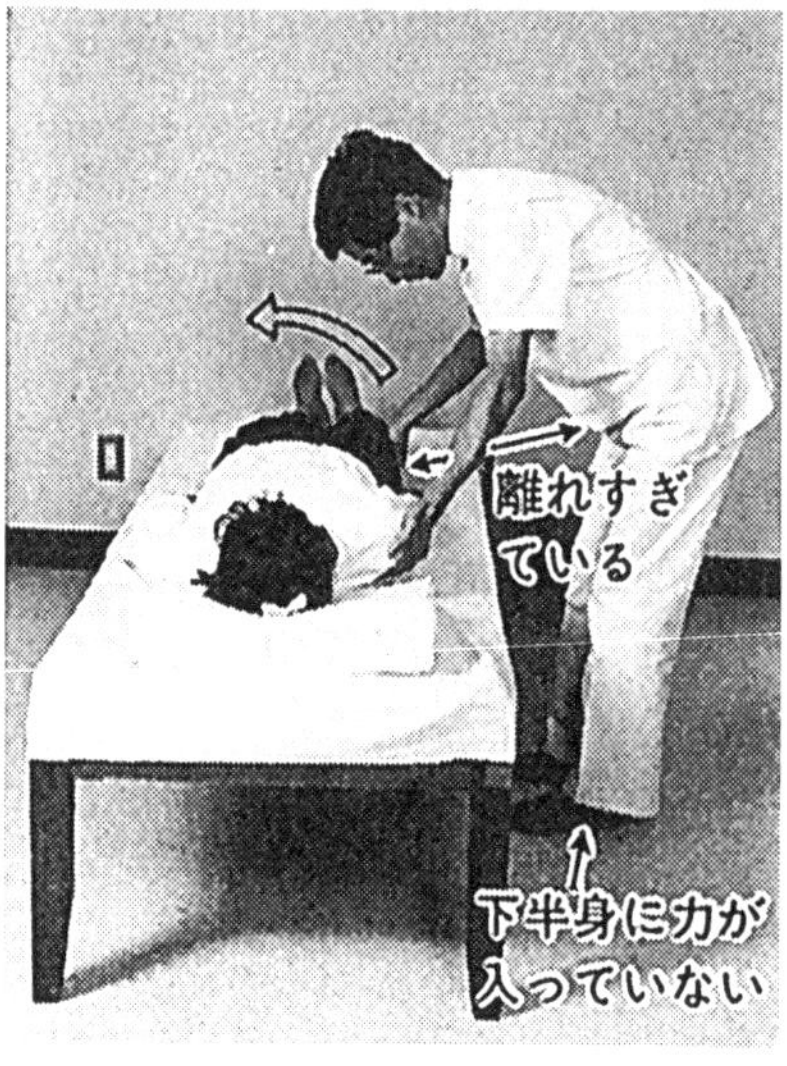
離れすぎている
下半身に力が入っていない

ⓑ(**よい例**)　左の欠点が改善され，力も入り体にもラク

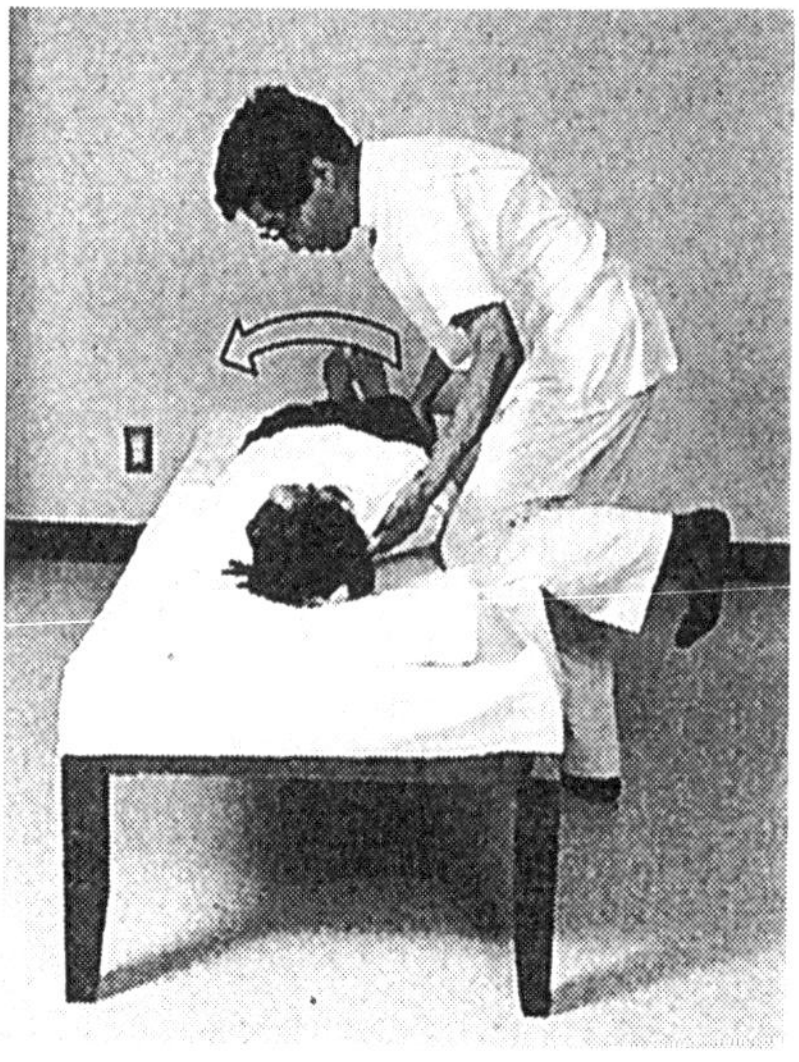

られません。どんどんベッドにも上がりこんでしまうのですから、なるべくスカートよりはズボンをはいてください（しかしスカートでも気にせず）。

②体重のバランスに気をつける……右腕で患者さんを抱き起こすなら、体重は左脚にかけること。そうとう大きな力がかかるので、使う腕と同じ側に体重をかけているとそれだけで腰をいためます。そして「よいしょ！」と声を出すなり、息を吐きながら全身で抱き起こします。

また、かがんで物を拾い上げるときは、右手で拾うときは左脚を前に出し、体重をかけて拾うようにします。このとき膝は曲げます。高いところのものを取るときは、伸ばす手と同じ側の脚に体重をかけて伸び上がるようにします。

③立っているときはしっかり膝を曲げて下半身に力を入れる……上半身だけで作業していると必ず腰をいためます。からだ全体を使うポイントは、腰を前に出すことと、膝を使うことです。

④しゃがむときは膝をつく……患者さんと話すとき、同じ眼の高さで話そうとすると自然としゃがむ形になります。このとき、片膝をつくようにすると腰にもムリがかかりません。からだにムリのない動きをすると、疲れにくいし動作も美しくなります。

⑤履物に気をつける……あまり注意されていないことですが、履物によって下半身への

力の入り方が大きく違います。よい靴の条件は、

ヒールが低いこと
足先の幅が広いこと

の二点です。ヒールの高い靴はもちろん、パンプスもおすすめできません。できるだけペチャンコの靴がよいのです。いちばんよいのは地下足袋かわらじです。

2 腰痛予防のための操体法

右のような介護の基本に加えて、積極的に操体法もしてください。腰痛予防のための操体法としては、第3章の「腰痛のリハビリ」（一〇三ページ）に出ているものが、予防法としても有効ですので参照してください。

もちろん、基本運動も腰痛予防に卓効があります。

また、こうした特別な動きでなくとも、介護のあい間に、たとえばベッドに手をかけて上体をひねりやすいほうへひねって脱力するといったこともぜひ試してください。ちょっとのことでずいぶんからだは助かります。また、こうしていると患者さんが自分で動くのを待つ余裕もできるので、介護のしすぎを防ぐためにもとてもよいのです。

最後に、操体法の極意をそっとお教えしましょう。それはちょくちょく「サボル」ことです。

聞こえは悪いですが、仕事をサボルのではありませんよ。同じ姿勢を長時間続けないということです。一〇秒でいいから、あい間にちがった姿勢を入れ、よくため息をつくこと。からだの動かし方も、心のもち方も、サボリを入れたほうが疲れが少なく、集中できて能率が上がるのです。

第Ⅳ－３図　介助のあい間に　ベッドの脇でからだを左右やりやすいほうへ曲げてみる

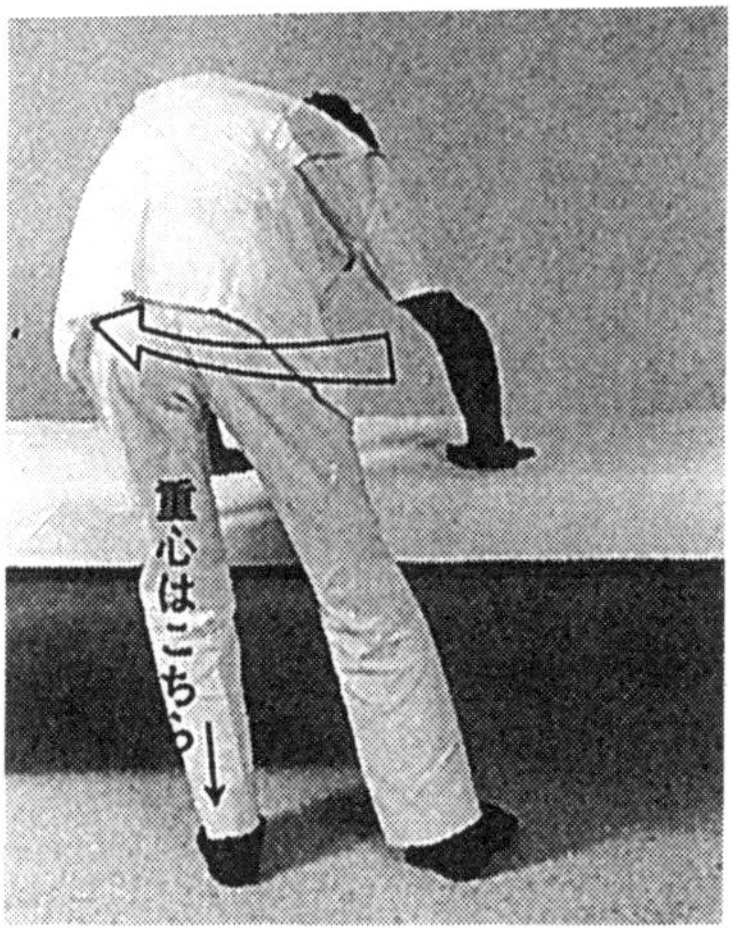

3　介護の心がまえ①　介護のしすぎをしていないか

初めに述べたように、楽しく介護を続けるにはからだが丈夫であることと同時に心がまえもとてもたいせつです。忙しい毎日のなかでも自分の介護のしかたを振り返る余裕を持ってください。そのさいのチェックポイントの第一は、「介護のしすぎ」をしていないかということです。

実際の介護では、食事のときでも入浴のときでも、患者さんが自力で動くのをじっと待っているのはなかなか辛いことです。しかしそこで介護の人があれもこれもと手助けしてしまうとリハビリにならないのです。リハビリ室での訓練も日常生活を自力でできるようにするためのものですから、介護の人が患者さんの世話をしすぎてしまうと、せっかくの訓練も水の泡になってしまいます。いたずらに介護の仕事をふやしてしまっていることにもなります。

患者さんができないことをやろうとするときは手を貸してあげ、できることをするときは暖かく見守る――これが介護の基本です。じっと待っている必要はありません。ひと休みして、からだをひねったりゆすったり操体をして自分のからだもいたわりながら、患者さんの動きを見ていてあげてください。

4 介護の心がまえ②
生きる力を引き出すには

介護のしすぎをしないことはいわば介護者の〝自戒〟ですが、それに注意していても、患者さんにリハビリをやる気のないときは大変です。それで仕方がないとあきらめてしまうと介護も機械的になってしまいますが、患者さんの生きる力を引き出す努力はやめないでください。日ごろ見のがしていたほんのささいなことから、患者さんが生き生きとするきっかけがつかめることも多いのです。

たとえば、リハビリをする気はなくてもある歌を歌うのが好きで、いつも口ずさんでい

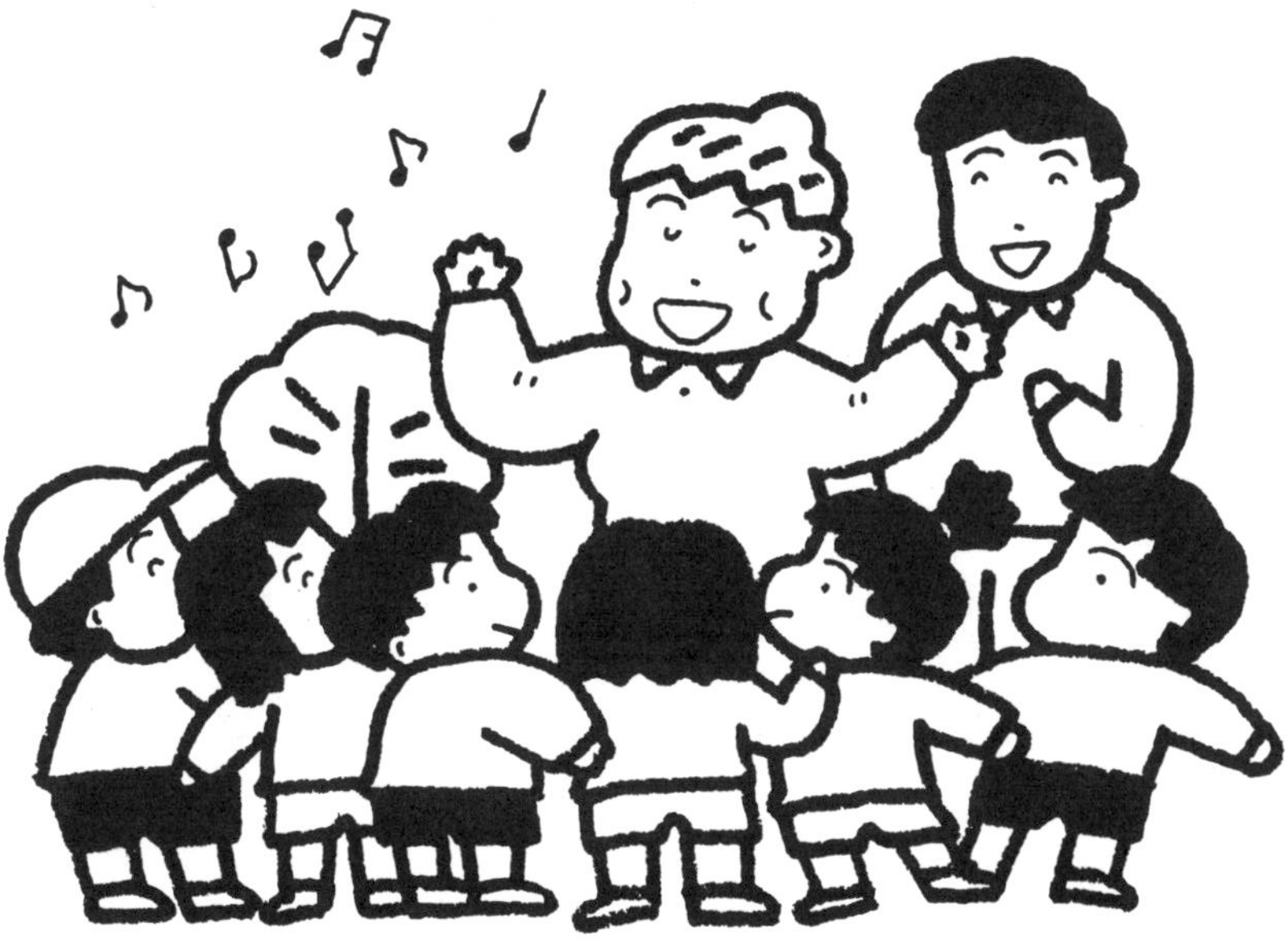

る人なら、たまには外へ出て歌ってみようとか、近くの子どもたちと歌ってみようとかいった誘いかけが、リハビリのきっかけになることもあります。

また、いま自分が何をしているかわからなくなってしまっていても、若いころのある出来事についてはよく憶えていて、その話の聞き役になっているうちに元気の出てくる患者さんもいます。

要は、機械的にリハビリのスケジュールを患者さんに押しつけるのではなく、患者さんの関心に合ったリハビリを考えていくことが、もっとも生きる力が湧いてくる、効果の上がるリハビリということになります。

そして、患者さんができるようになったこ

とがあったら、ちょっとのことでも逃がさず見つけて、ほめてあげてください。無意識にやっていて、本人が気がつかないうちに少しずつリハビリの成果が現われていることも多いのです。それをしっかり見ていてあげることも、介護の人のたいせつな仕事です。

●晩酌や好きな囲碁で元気を回復

八六歳のおばあちゃん。現役で社長をしていましたが、転倒して大腿骨頚部骨折で入院。軽い脳梗塞もあって退院後は寝たきり、子どもや見舞客にも反応しないようになってしまいました。往診して雑談をしているうちに好きだったお酒の話になりました。飲みたいというのでおちょこ一杯くらいどうぞ、というのがその日の処方箋。呼吸法や手足の動かし方など家人にも教えその日は帰りましたが、二週間後往診したら別人のように元気になっていました。

八七歳のおじいちゃんは外出すると家がわからなくなり、何度も警察のお世話になっていました。私どものデイケアに来ることになったのですが、最初いやがっていたのに、得意な囲碁を仲間や職員とやるようになって見る見る元気に。

お酒や囲碁など、その人の好きなこと得意なことを適宜あるいは思いっきりやってもらうのもすばらしいリハビリになるものです。

第５章　家庭でも学校でも　リハビリ操体法で健康増進

1　働き盛りのこころとからだのバランス操体法

◇更年期障害の予防と治療―女性のばあい

更年期障害は、女性ならば程度の差はあれだれもが一度は経験しなければならない体調の乱れです。一般には閉経期前後のからだのバランス（主にホルモンバランス）のくずれによって起こるもので、日本では四六、七歳から五〇歳くらいまでの間になる人が多い症状です。ただし、卵巣を手術で摘出したようなばあいは、もっと若くても同様の症状に見舞われることがあります。

主な症状はひどい肩こり、上半身がポーッとする（ホットフラッシュ）、足が冷えて仕方ない、だるい、頭痛、動悸などさまざまですが、はた目にはわからなくても当人には非常に辛いものです。

一般的な治療としてはホルモン療法、漢方

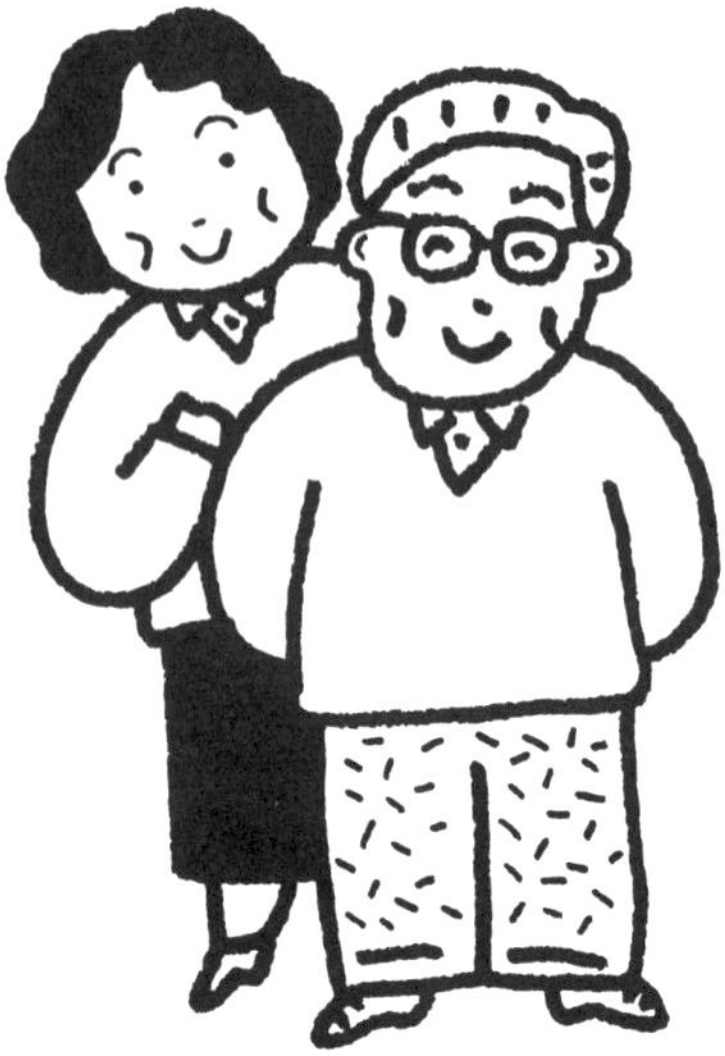

処方などが行なわれていますが、閉経と同時にそれまで体内でつくられていたホルモンが少なくなってしまうのですから、根本的な治療はむずかしいところです。ただ、症状を軽くしてからだが早く新しい状態になれるようにすることができればさほど悩まないですむので、そのような観点からすると操体法も大いに活用することができます。

(a) 骨盤のバランスをよりよく保つ操体法

更年期障害の震源地は卵巣や子宮ですので、障害のひどい人はどうしても腰椎、股関節、仙腸関節などの骨盤とその周囲のバランスがくずれていることが多いようです。このくずれを日常生活の中でより小さいものにしていくためには、やはり操体法の基本運動をしてみることです。

そのほかに、とくに骨盤の矯正に重点をおいた運動としては次のようなものがあります。

①基本型1（三四ページ）
②基本型2（三六ページ）
③基本型3（三七ページ）

④基本型４（三九ページ）
⑤基本型９（四四ページ）
⑥基本型10（四五ページ）
⑦基本型11（四五ページ）
⑧トイレ体操（九九ページ）

以上のような動きのなかでも、人によってやりやすいものとやりにくいものがあるはずです。また、同じ膝たおしにしても、足や腰に座布団でもあてたほうがやりやすいとか、足をそろえないで少しずらしたほうがやりやすいといった個人差があるものです。自分にいちばん適した動きを見つけることができればしめたもの、その動きを多めにしてからだのバランスを整えてください。これらの操体は冷え症や生理痛にもよく効きます。

(b) バランスのよい食生活が重要になる時期

閉経と前後して、やはりホルモンの関係から、骨の主成分であるカルシウムが失われやすくなってしまいます。ひどくなると骨がスカスカになってちょっとのショックでも骨折してしまう骨粗鬆症《こつそしょうしょう》になってしまいますので、長い老後を健康に過ごすためには厄年の時期からの注意が必要です。

意識して気を配ってほしいのは、まず食べものです。バランスのよい、日本型食生活を心がけてください。

よくカルシウム補給のためには牛乳がすすめられますが、長い間乳製品になれ親しんできた遊牧民と違い、私たち日本人では牛乳を飲んでも消化・吸収できにくく、すぐおなかがゴロゴロする乳糖不耐症が多い、ということもあるようです。小魚やゴマ、海藻、旬の野菜、大豆製品（大豆、とうふ、納豆、豆乳、みそ）などからもカルシウムはとれますので、やはり牛乳だけに頼らず、食生活全体をバランスのとれたものにするほうがよさそうです。

なお、カルシウムを含むものを食べると同時に、あまり甘いものを食べすぎないようにすることもたいせつなことです。糖を代謝するためにカルシウムが使われるので、甘党の人はカルシウムをムダ使いしているような状態なのです。

◇意識的でありたい実年期ののりきり方―男性のばあい

男性は女性にとっての閉経のようなハッキリした区切りがないので、とくに更年期といえるものはありません。また、全般に女性よりも男性のほうが愁訴（自覚症状）が出にくいようです。

それだけに、症状が出たときにはもうかなり悪い状態であることも多く、手遅れになるケースもしばしばなのです。実年から老年に向かってからだが衰え始めていることは避けようがないので、女性以上に自分の健康に意識的でないといけません。

(a)　食事のバランスは男性でも重要

実年期を迎えて成人病や癌といった慢性疾患、脳卒中や心筋梗塞などの発作に襲われないですむかどうかは食生活によって大きく左右されます。ところがその大事な時期にもっとも忙しいお父さん方は、食事も不規則で、できあいのものが多くなりがちです。

せめて一日一食でも、手づくりでバランスのとれた食事をしたいものです。やむをえず外食するにしても、左のようなチェックポイントにつねに注意してください。

①野菜は足りているか
②味噌汁は飲んだか
③カロリーは多すぎないか
④動物性たんぱくのとりすぎでないか
⑤塩分は適度か

また、お酒は一日に日本酒なら一合、ビールならば一本までは休肝日なしでもかまいません。ときには数合でもよいでしょう。その代わり、くれぐれも飲みすぎないように。

(b)　ストレスからうまく逃げるには

食生活とならんでこの時期大きな問題になるのはストレスです。会社では中間管理職、家に戻ればお子さんの進学問題などでこころ安まる場所がない感じの実年男性ですが、それだけにストレスから上手に逃げることが肝心なのです。

いずれにせよ「頑張りすぎ」からときには

自分を解放してあげることですが、仕事の手を抜くのではなく、上手に休息をとることが、効率のよい仕事を長く続ける手段の一つだと思ってください。たとえば、次のようなことです。

①ゆっくり歩いてみる……いつもは二〇分で歩くところを、二五分かけて歩いてみてください。周りの風景がずいぶん新鮮に見えるはずです。

②いこいの場所を見つける……たとえば会社のトイレでもよいのです。ちょっと息を抜いて、気分転換できる場所をつくりましょう。いこいの場所の重要さがわかっている会社では、トイレを広く明るく清潔につくっています。排尿後の安心感はだれもが知っていると思いますが、そのときにトイレ体操（九九ページ）をするとなおよいです。

もっともいこいの場であってほしいのは家庭です。仕事に追われて放ったらかしにしていた奥さんをよく見るように心がけ、よいところはほめてあげてください。奥さんはどんどんきれいになるし、サービスも向上することでしょう？

(c) 通勤利用の気軽な操体法

操体法はからだの異常感覚を自分で探り当てながらそれを治していく運動ですから、女性に比べて愁訴の出にくい男性にはとくにたいせつともいえます。異常感覚があったばあい、それがすぐ腎臓や肝臓の不調につながるとはいえませんが、こまめに治していれば大事に至らないですむということはできます。健康診断もちゃんと受けて、自分でわかるからだの異常にも敏感でありたいものです。

また、すでに何らかの病気をもっている人も、異常感覚がなくなるように操体することは、からだの回復力を高める条件づくりになるのです。

どんなばあいにも基本運動をしてほしいのですが、通勤を利用してこんな操体も試してみてください。スシ詰めの電車の中ではムリですが、ホームで電車を待っている間にできるものもあります。

①つり皮につかまって体重の移動……立っているときも、たいていどちらかの足に体重をかけているものです。体重を移動して、からだを小さくゆすってみてください。いつもの姿勢と違うラクな姿勢が見つかればしめたものです。

②上体をひねる……座っていても立っていてもできます。ひねる方向と同じお尻か足に体重をかけて、外の景色を見るふりでもしながらからだをひねってください。ため息や脱力ができればなおよいのですが、人が多くて恥ずかしいときは、軽く息を吐きながらひねるだけでよいのです。

③脚の組み方を変えてみる……あなたはいつも右脚を上にしているでしょうか。それとも左脚でしょうか。幸いにも座ることができ、脚を組んでも周りに迷惑でないくらい車

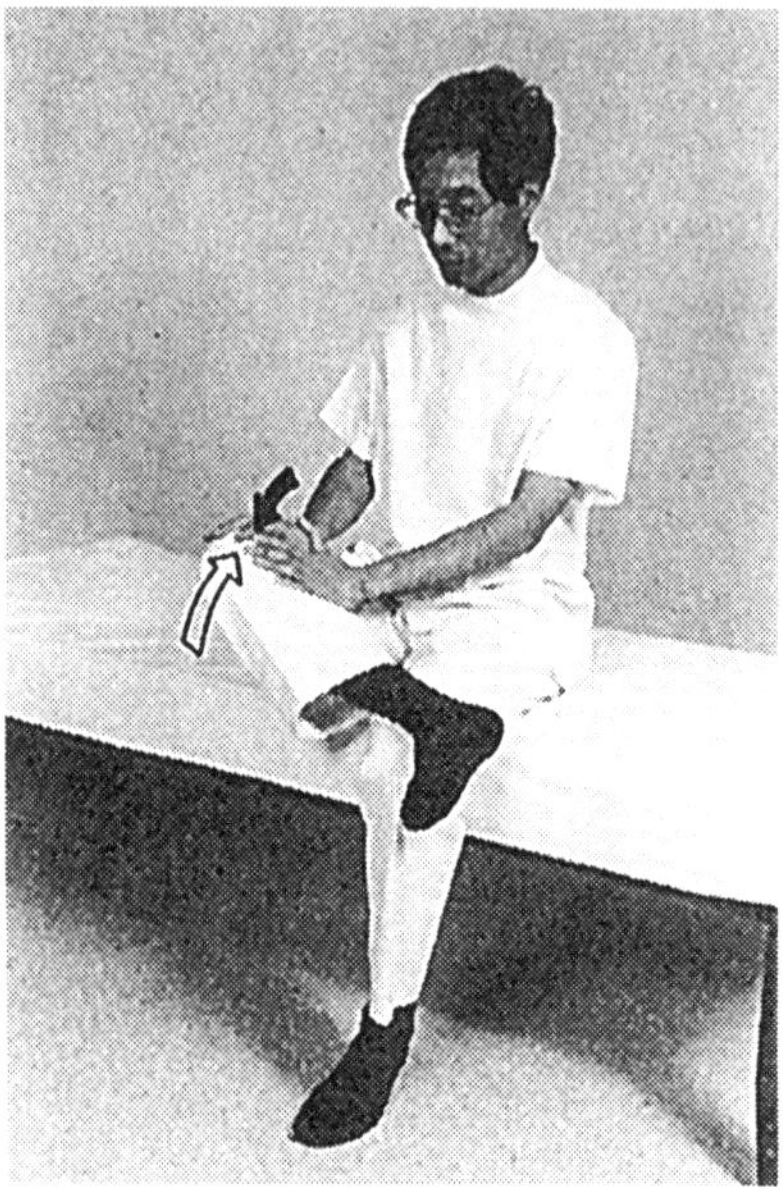

第Ⅴ－２図　組みやすい脚の操体法

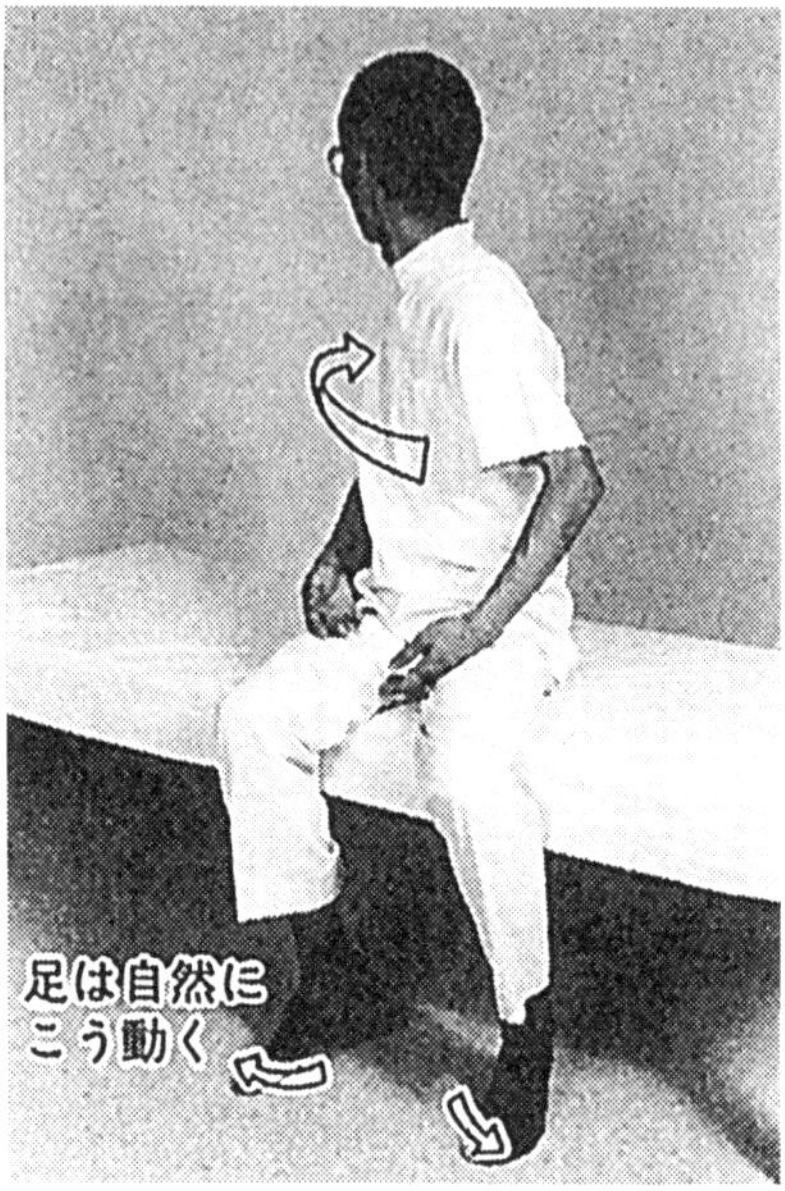

第Ⅴ－１図　窓の外でも眺めるふりをしながら操体法

内が空いていたら、いつもとは逆の組み方をしてみてください。

少し勝手が違う感じがすると思いますが、ちょっとモゾモゾして違和感のない組み方ができたら、それも操体法をしたことになります。安心して、ため息をついて力を抜いてください。しばらくやってみて、どうもよい感じがつかめないときはいったんあきらめて、いつもの組み方にしたほうがよいでしょう。

④組んだ脚の脱力運動……組みやすい脚の組み方をしたら、上の脚を自分のからだにひきつけてみましょう。ムリのないところまできたら、ダランと脱力してください。そうとうよい操体法になります。

また、車を使う機会の多い人は次のような点を心がけてください。

⑤腰枕をあてる……車の運転は腰が曲がりやすいので、タオルなどを丸めて腰が伸びるようにあてましょう。

⑥かかと伸ばしをする……信号待ちのときなど、けりやすいほうの脚を、かかと伸ばし（一〇八ページ参照）の要領で伸ばしてください。クラッチペダルなら抵抗がかかってよいのですが、アクセルペダルは踏み込まないように。

⑦長距離運転のとき……運転中はとにかく一つの姿勢を続けることになるので、一時間運転したら五分というように必ず休みをとるようにして、あたりを歩いたり基本運動をしてください。

なお、どんなときにも吐く息を中心にした腹式呼吸を心がけてください。

＊

2 ボケ・寝たきりの予防と介護

◇「六〇%」がたいせつな老後の過ごし方

世界一ともいわれる長寿社会になって、老後をどう生きるかへの関心が高まっています。

いちばんの願いはボケ・寝たきりにならず

に元気に過ごし、人生の終わりを迎えるときは周りに迷惑をかけずポックリ逝くことだというお年寄りがたくさんいます。そのためには、多少体調をくずすことがあっても大病にならない健康なからだをつくることですが、それには生活全般の過ごし方について、「六〇％」でよしとする心がまえが必要です。何もしないのはもちろんいけませんが、一〇〇％めざしてムリをするのも禁物です。

一緒に暮らす家族は、ご老人を〝粗大ゴミ〟にしてしまわないよう注意してください。長生きしているということは、それまでの人生をバランスよく生きてきた証拠ですから、人生の先輩とこころえて、学ぶべきものを見つけることです。自分が他人にとって何の用もない人間だと思うことほど、生きる力を失わせることはありません。

同時に、お年寄り自身も積極的に外へ出ていくことが必要です。同じ世代で同じことに関心を持つ人と一緒にいることがとてもよい刺激になります。何かの趣味でもよいし、ボランティアなど福祉活動でも何でもよいのです。

いっぽうで、退職後にあれもやりたいこれもやりたいと楽しみに計画していた方もいると思います。その積極さはとてもよいのですが、いちどきにあれもこれもと張りきりすぎないよう、くれぐれも用心してください。時間はあるのですから、細く長く楽しい老後を続けられればよいではありませんか。

◇ボケの最大の原因＝寝たきりを防ぐには

寝たきりはボケの最大の原因ですが、お年寄りになるとちょっとのことで寝たきりになりやすいのです。

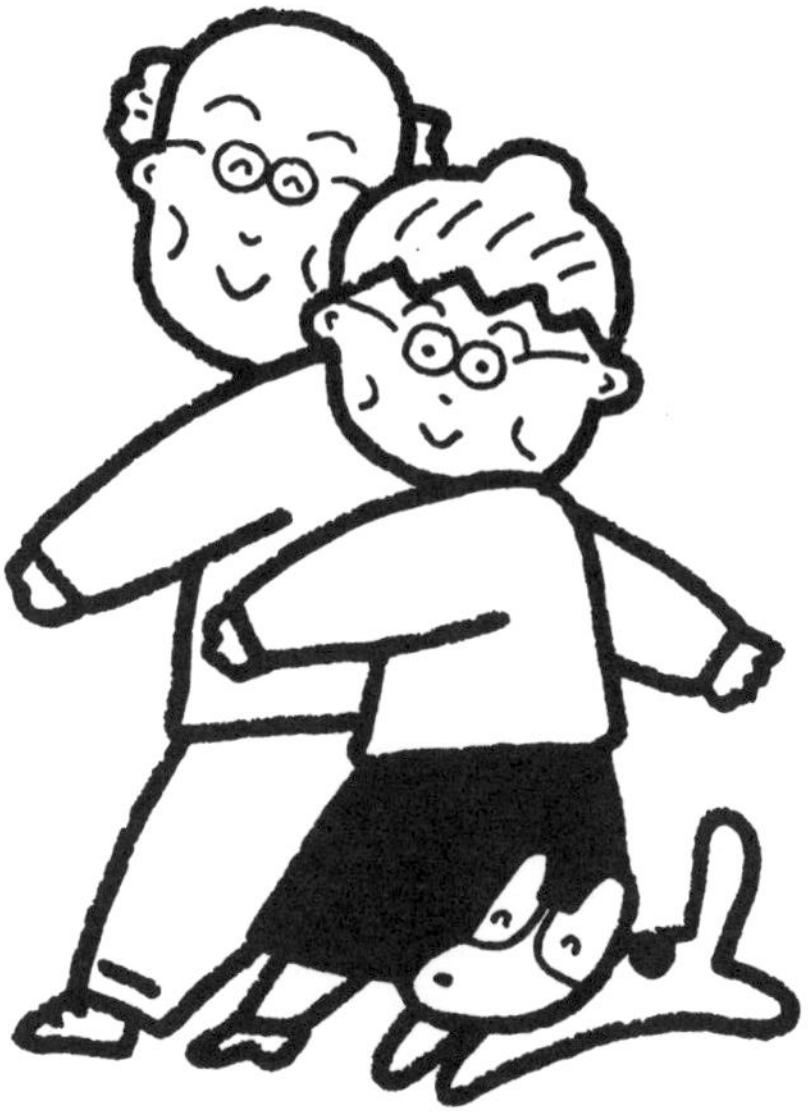

たとえば若いころなら三日で治った風邪をこじらせて肺炎になり、そのまま寝たきりになるケース。ちょっとつまづいたのがうまく転べないで骨折し、そのまま寝たきりになるケースなど、さまざまです。

ですから、寝たきりの予防は、ちょっとのことで体調を大きく崩さなくてもすむような体力づくりということになりますが、ムリな運動は骨折などの事故も招きやすいのです。

その点からも、痛いことはしない、不都合な動きはしない操体法はおすすめできます。基本運動、トイレ体操は、ゲートボールをするときの準備体操・整理体操にも利用できます。奈良県のある老人施設では、操体法グループの協力により、お年寄りの体操時間に操体法をとり入れています。

運悪く寝こむことがあってもあきらめてはいけません。脳卒中の項で解説したような操体法を試して、寝たきりにならないよう努力しましょう。

◇ボケたお年寄りに安心してもらう操体法

ボケたお年寄りの介護で大変なことのひとつにトイレの問題があります。本人がトイレに行きたいと思うのに間に合わない「おもらし」はだれにでも訪れる生理的な老化現象なので怒ったりしないでください。問題なのは、ところかまわず排便・排尿してしまったり、便いじりをしてしまうばあいです。また、夜中に突然騒ぎ出すこと（夜驚症）もしばしばあります。

ただ、気をつけていると、便いじりや夜驚症は毎日起こるというものでもないのです。理由はなかなかわかりませんが、こういうときは何かしら気持がおだやかでない、情緒不安定な状態にあることが多いのです。そんなときはからだも過緊張して固くなってしまっています。

こうしたことにならないように、またなってしまってからでも、操体法として足もみやくすぐりをしてあげると、お年寄りは大変よろこびます。からだの緊張もほぐれます。情緒不安定の解消に少しでも役立つことがあるのです。

情緒不安定の本当の原因は除けないかもし

れません。しかしからだの緊張がほぐれること自体よいことですし、ときには家族がやさしく足をもんでくれることがうれしくて、情緒不安定そのものまでなくなってしまうこともあるでしょう。ご家族自身、日ごろはお年寄りに冷たくしている面がなかったかどうか、足をもみながら振り返るよい機会になります。

つけ加えると、お年寄りは柔らかい食事を好むため、そのような消化のよいものばかり食べて動かないでいると便秘・肥満になりやすいのです。足もみをはじめとした操体法は自然な便意を促す効き目もありますので、その点からもおすすめできます。

3 養護学校での生徒・先生・家族のためのリハビリ操体法

養護学校の生徒たちは、何らかの障害から、からだに緊張を生じやすくなっています。また、介護にあたる先生やご家族もちょっとした拍子に腰などをいためやすいのです。

そんな養護学校に勤める一教員として、生徒・先生・家族の毎日が少しでも楽しいものになればと思い、操体法を日常にとり入れるささやかな試みをしてきました。その経験のなかから印象深かったことをいくつか思い出してみました。何かのお役に立てば幸いです。

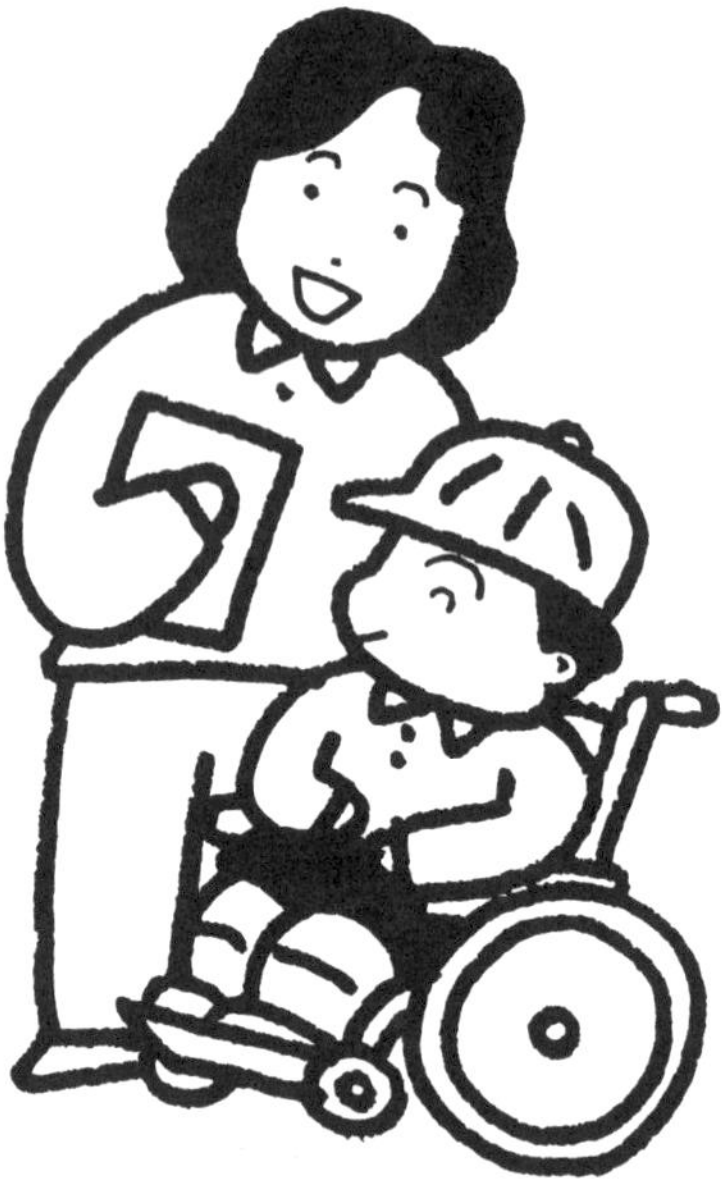

◇生徒の笑顔が引き出せるあの手この手の操体法

保健室でこんなことをしたら

M君が寄宿舎へ帰り、学習中に姿勢を変えようと足を動かしたら、急に膝裏の筋緊張が生じて痛み出す。夕食もそこそこに早く休んだが、ずきずきして寝られない一夜を過ごしたという。翌朝には車椅子で登校してきた。

授業にも出られず保健室で待っているM君に、養護教諭とともに「痛くないほうへ動かすといいんだよ。うそかほんとかやってみよう」と誘いかけて操体法をやらせてみた。

上半身に痛みのないことを確かめつつ、手と肩を軽くゆする。手のぶらさげゆすりを始めたら「痛くない」と言うので、養護教諭が膝裏の圧痛点をまさぐると、しこりがない。足を動かしても痛くないと言う。しばらくしてこわごわ立ち上がり、担任と教室へ歩いていった。

三〇分後正常な足どりで「I先生治りました」とやってくる。学校長もあっけにとられた表情で「よかったね。I先生ありがとう」。

もっと早く教えてあげられれば一晩中苦しむこともなかったのに、とM君に申し訳ないやらかわいそうやらだった。

第Ｖ－３図　手のぶらさげゆすり
（武田忠『子ども操体法』より）

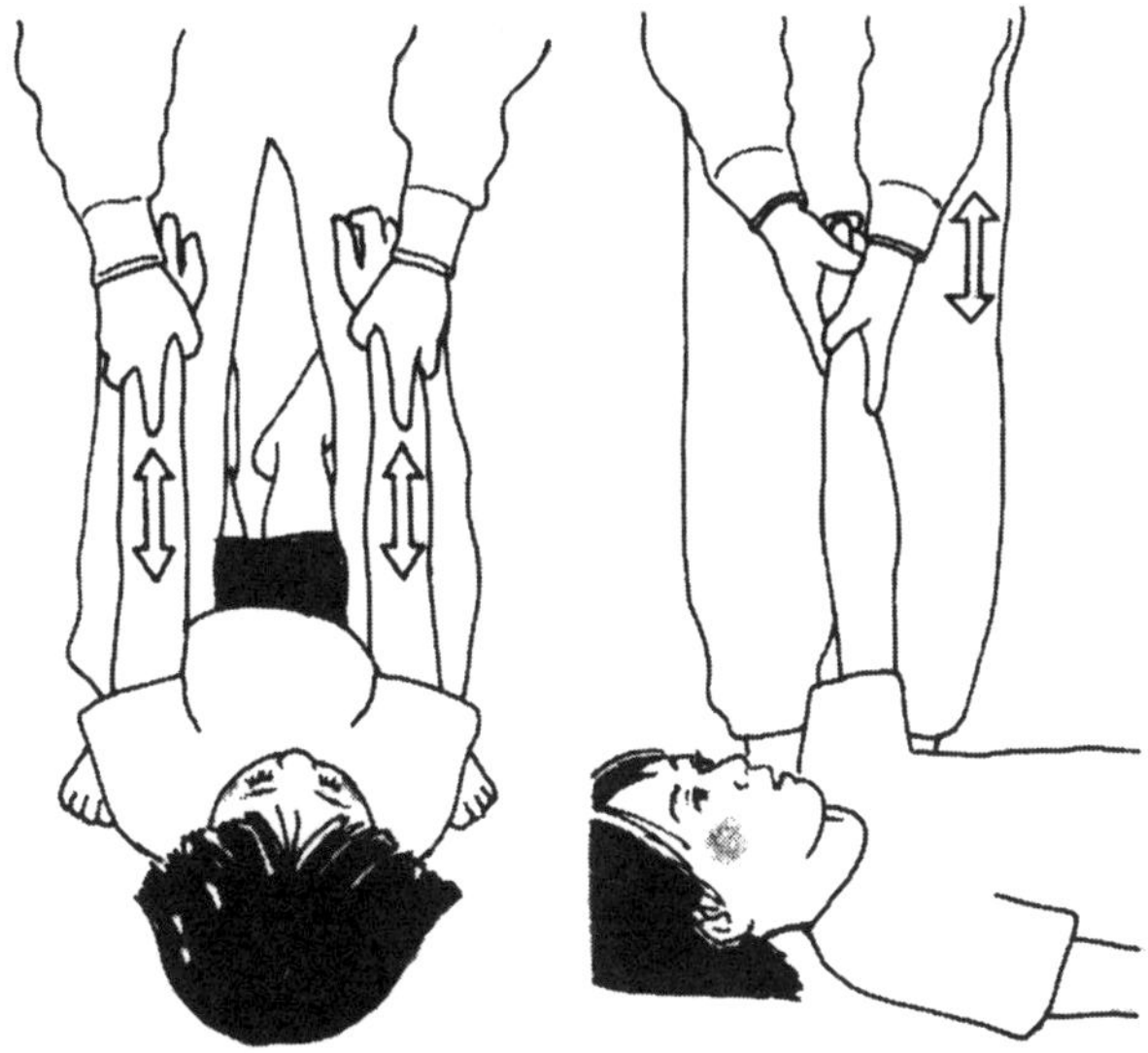

子どもは全身の力を抜く。手をリズミカルに軽くゆすり，全身に波が伝わるようにする。両手を持つときは左右交互にゆする

おんころや先生（橋本敬三先生）のいう反作用・連動の効果にほかならない。たまげた（驚き）出来事だった。「やってみなきゃわかんねぇ！」ものである。

＊

うつ症状のＯさんは、頭痛を訴え来室する。偶然私が居合わせたので、養護教諭がＯさんに「操体をしてもらったら？」と水を向ける。例によって「うそかほんとかやってみたくない？」にのってくれた。

足関節と膝裏の圧痛はないと言うが、いつものあまのじゃくでがまんしているらしい。そこで、足の親指を少し強くもむと、痛いと逃げ腰になる。

ひとわたり基本型の1、2、3などすると、頭痛もすっきり取れたようで、「I先生もまんざらじゃないね」と捨てぜりふよろしく退室して行った。

＊

親もとをはなれて寄宿舎に入った小一のTちゃんは、ホームシックにかかったらしく、心因性の腹痛を訴えるようになったのは四月半ばだった。

担任の要請で、腹痛予防のために操体を毎日実施する。彼女は虚弱体質で、風邪をひきやすく欠席が目立っていたのが徐々に元気になっていった。二学期以来すっかり寄宿舎のマスコットになったら、いつしか腹痛を忘れてしまったようで、笑顔一杯の明るい子になった。

＊

軟骨形成不全症で肥満のYさんは、職業科の実習中に腰痛を訴える。歩くときは無意識に腰へ手がいく。背後からその様子を見ていて、つい「痛そうだね。どうかね。うそかほんとか、やってみないかね」と声をかけた。

昼休みに操体法を教えて、朝・昼・晩続けるよう約束する。彼女はいたって楽天家で、「ちゃんと続けてる？」と聞くと、「やっていますよう！」という。だが毎日続けているかはあやしいもので腰痛はなくならないが、腰へ手を添えないので少しは好転しているようである。就職を目前にして、これからが正念場なのだが――。

便秘さん、さようなら！

肢体不自由児は、大なり小なりからだの動きが制約されて、肥満体になりやすい。そのうえに便秘症に悩む子どもが多い。第V－4図は、中学部のCさんが便秘を解消しようとして操体にとりくむ前と後の排便記録である。

第V－4図　Cさんの排便記録

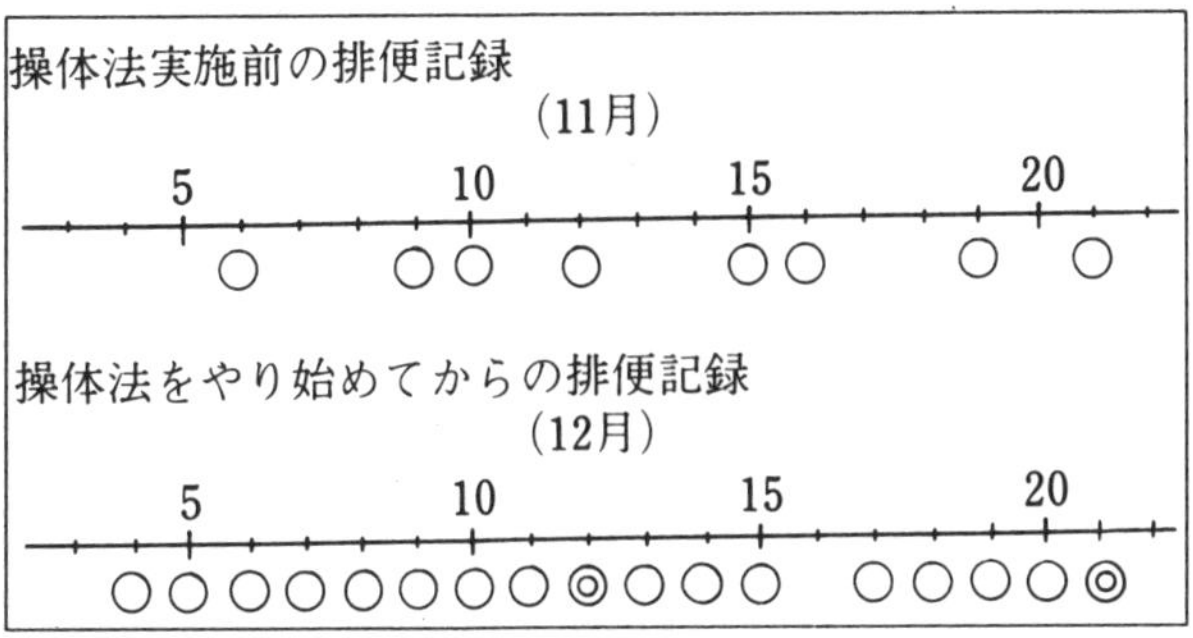
操体法実施前の排便記録
(11月)
5
10
15
20
操体法をやり始めてからの排便記録
(12月)
5
10
15
20

○印は排便日で、◎印は一日二回の排便を示す。彼女は知恵遅れの重複障害があったが、介助しての脱力は大変うまい。とくに基本型2と基本型3をすると気持いいらしく喜ぶので、その二つを中心に操体を続けた結果である。

便意には個人差があるようで、Cさんは成功した事例に入る。このほか、職員の家族や知人にすすめて好例がみられる。日常の基本の操体とともに「食・息・動・想」の相関性について、理解していただくようお願いしている。

寝たきりの子、訪問教育生へ快・不快サイン

健康上の理由で通学できない子のために、一週二回、先生を派遣して指導する訪問教育を実施している。これは寝たきりで言葉もな

い障害の重い子に、快の反応を引き出した事例である。

小学部のAちゃんは、難産のためチアノーゼ（血液中に十分な酸素が供給されず肌が紫色になる）状になり、生命が危ぶまれた脳性麻痺児で、筋緊張が異常に強く、弓状にのけぞった姿勢でいる。痛々しいほどからだは歪み、脊柱側湾症もある。最初にからだの緊張をとるリラックス運動（話しかけながら、ラクな姿勢で手足や腰をユサユサと軽くゆする）を、表情をうかがいながら念入りに実施する。

次に、からだの歪みをとるバランス運動として、かかとの押し出し（一〇八ページ参照）、膝たおし（基本型2）などをすると、緊張がほぐれて全身がゆったりと弛緩し、歪みが消え笑顔が浮かんでくる。このあと昼寝をするが、いつもよりは一〜二時間長く眠るとおばあちゃんが話してくれた。

＊

同じく小学部のBちゃんは、一歳八カ月のとき理由不明の高熱を出し、病院を駆けめぐり最後に脳髄膜炎（後に髄膜炎後遺症）と診断されたときには親子ともに疲れはててしまい、笑いも消えた寝たきりの姿になる。

Bちゃんにも操体を始めてもらうと、とりわけ腰ゆすりと手のぶらさげゆすりが大好きになり、ほっとした快い表情が見えてきた。

さらに排便すると泣き出すようにもなった。初めはわからなかったのでBちゃんが泣き出すと母親ともどもどうしたのか？　と心配していると、やがてプーンとにおいだし、排便のサインと分かりひと安心した。

それまでは排便しても何の変化も示さず、いわばたれ流しだったのだから、まさに素晴らしい内部感覚の覚醒である。これからは、排便前のサインを呼びさまし育てたいと、訪問する日が楽しみである。ことに筋緊張が著しく軽減し、明るい表情が多く見られるようになり、母親も喜んでおられる。

痛いリハビリ・楽しい操体

T君は二歳のとき車にはねられ、言葉を忘れ寝たきりの交通災害児である。病院のリハビリの痛さにこりてか、手足に触れるだけで悲鳴をあげ、防衛反応を示す。

ところが操体では大好きなテレビのCMソングに合わせて、手足を伸ばしたり、手のぶらさげゆすりをしても笑顔のままである。痛くない快い動きに、正直に反応を示す。さすが操体法さまさまである。

そんなことを続けているうちに右手でおもちゃをいじり、いたずらをし、食事をするようになり、肩関節の拘縮と背中のコリが薄らいできた。血小板が正常の一〇分の一で病弱だが、この冬は風邪も軽く元気で通学している。二人でする操体のときは師弟ともに快感を味わい、楽しさを共感できるよう努力している。

脳性麻痺児の筋緊張と操体

からだの不自由な部位の筋肉や関節は、い

つしか拘縮し変形して、大きく歪んでいる。

だが、そんな子でも二人でする操体で筋緊張が弛緩すると、手足の可動範囲は意外に拡大してくる。痛覚も薄らいで、のびのび明るい表情になる。

ところが、ちょっとした物音に敏感で、リラックスを楽しむ間もなくまた緊張してしまう。弛緩動作訓練（ラクな体位でゆっくりゆさぶってやったり、ゆったりと声を出させたりする）で緊張を取り、正しい動きを体感させているが……。

筋弛緩剤や抗てんかん剤の服用で、痛みと発作は軽減するのに、不自由なからだの状態の改善は、なかなか思うようにはかどらない。

◇先生・家族が楽しく介護を続けるために

先生の腰痛治し

例年新任教員の研修会で、介助のしかたや腰痛予防等の研修をするが、うっかり腰をやられる先生が後を絶たない。

総員五十余人の当校職員の腰痛経験を年齢別でみると、二十代四人・三十代三人・四十代八人・五十代六人である。そのうち慢性化した人の対策では、通院治療や操体などの自家療法をする人もいるが、軽いと思って何もしない人も多い。

そんななかで座骨神経痛を訴える先生が、毎朝布団の上でかかとの押し出しや、基本型の2、3などを二～三回ずつ実施したら、いつの間にか痛みが薄れて腰が軽くなり、爽快な気持で勤務できるようになった。また、操体後間もなく便意があり、一石二鳥と喜んでいた。

おんころや先生のセリフ「人間のからだは、バランスがとれるようにできているんだ！」につけ加えるべきことばを知らない。

試しに、あるとき自分で腰痛予防の操体実施前（後）の体調を計ってみた。呼吸数一一（一二）・脈拍五四（五七）・体温三六・四度（三六・五度）・血圧一二八～八八（一二八～九〇）と大差なかった。しかし、循環系がモーニングコールして、感覚諸機能にゴーサインを出し、さながら人体コンビナートの快調なスタートのような感じがして大変身軽になる。

起床前の操体を怠けると、からだの節ぶしが痛みぎこちない動きで、毎朝操体は欠かせない。「継続は力なり」とつくづく感じている。

あっ、手がひとりで飛んでいく
――お母さんの操体法

夏休み前にわが子の訓練と介護のしかたについての研修会を、保護者に向けて実施している。あるとき、あるお母さんが「手が痛くて上がらない」と訴えられた。

さっそく合谷（手の親指と人さし指の骨がつくる三角地帯にあるツボ）の圧痛をさぐり、腕の内外旋の動診後、痛くないほうへ三回ひねり、手を上げてもらう。すると「あー、手がひとりで動く――飛んでいくみたい」と軽やかに動かすのを見て、会員はその手に注目し、意外なハプニングに驚き、楽しい研修会になる。その後、非常勤の先生にも同様な操法をし、大変喜ばれた。

また、若い先生でも、からだに歪みがあり、前屈して床に手の届かない方が少なくない。基本の操体・応用の操体を熱心にしておられるが、ラジオ体操のように号令よろしく反動をつけて、手早にすませてしまう。なかなか操体のコツを分かってもらえないが、先生の健康チェックにも操体法は大いに役立っている。

給食婦さん、足腰をだいじにしてね

一年中冷えびえとして水にぬれたコンクリートの給食室で、おいしい給食を調理しておられる給食婦さん。長いビニール製のエプロンとゴム長ぐつの立ち仕事で、足先から膝・腰・肩・手がおかしいと話される。昼休みに休憩室を訪問し、基本型の1や2をすすめる。

なかに熱心な方がおられて、ずっと続けたところ足腰のおかしさを感じなくなり、いいことを教えてもらいよかったと感謝された。からだのバランスを取り戻したようである。よかったらずっと続けてね。ありがとう！

養護・訓練の技法としてPRしたら

昨年研究会がもたれ、訓練の指導方法に操体法と子どもの歪みをとるバランス運動をとり入れた授業を公開した。

ある子は指を紫色に力強くにぎりしめる原始反射が小学部高学年になっても消去しないために、成長過程で生ずべき次の反射反応が生じない。タオルを結んで関節を引き伸ばしたらとアドバイスを受けたが、ムリをせず痛くない快い操体法を続けていると、からだ全体の緊張がほぐれ、丸太棒のような全身に血色よいリラクゼーションが見られ、見学の人たちに驚かれた。

後日、参観者から返礼を寄せられたので紹介する。

「……とくに、養護・訓練のあり方や実際の指導に関するお話は大変興味があり、かずかずの質問をさせていただき大変参考になりました。〝操体法〟については、私どもも是非勉強してみたいので紹介していただいた図書を早速購入する手続きをとりました。当校の指導に試行し、役立てていきたいと考えております。……」（前後省略）

（養護学校教諭・石田昭夫）

4 学校で生かす操体法 ―スポーツ障害、側湾症などの治療と予防

◇スポーツ障害の治療と予防のために

(a) スポーツ障害はなぜ起こる

昨今は各年齢をとわず、スポーツの花ざか

りの状態です。その人なりに技術を磨いたり、体力増強、健康増進を考えたり、それぞれ目標を掲げて日夜努力していることはたいへんけっこうなことですが、問題がないわけではありません。近年スポーツ障害が非常に多く報告されているのです。

少年野球の野球肘をはじめ、テニス肘、サッカー膝、バスケットボール膝、ジャンパー膝などよく知られ、問題になっています。しかしその障害の起こり方となると、まだはっきりと解明されているわけではありません。

もともとスポーツというものは、健康を第一に考えてつくりだされたものではないだけにムリな運動、ムリな動作を強要され、そこに問題がでてくるのだと思います。人間の興味が中心になっているので、健康を考えずに技術だけを追求しすぎたり、興味にまかせて練習をしすぎて体調をくずしてしまうわけです。スポーツをやる本人はもとより指導者も十分注意しなければならないことです。原因は、具体的には次に挙げる事柄が考えられるでしょう。

一、局部に運動負荷がかかり過ぎたとき

一、からだの正しい使い方ができていないとき

一、からだ全体のバランスがくずれたとき（食事との関係が深い）

(b) 専門医と操体法の連係プレーが肝心

スポーツ障害が起きたとき、第一に必要な

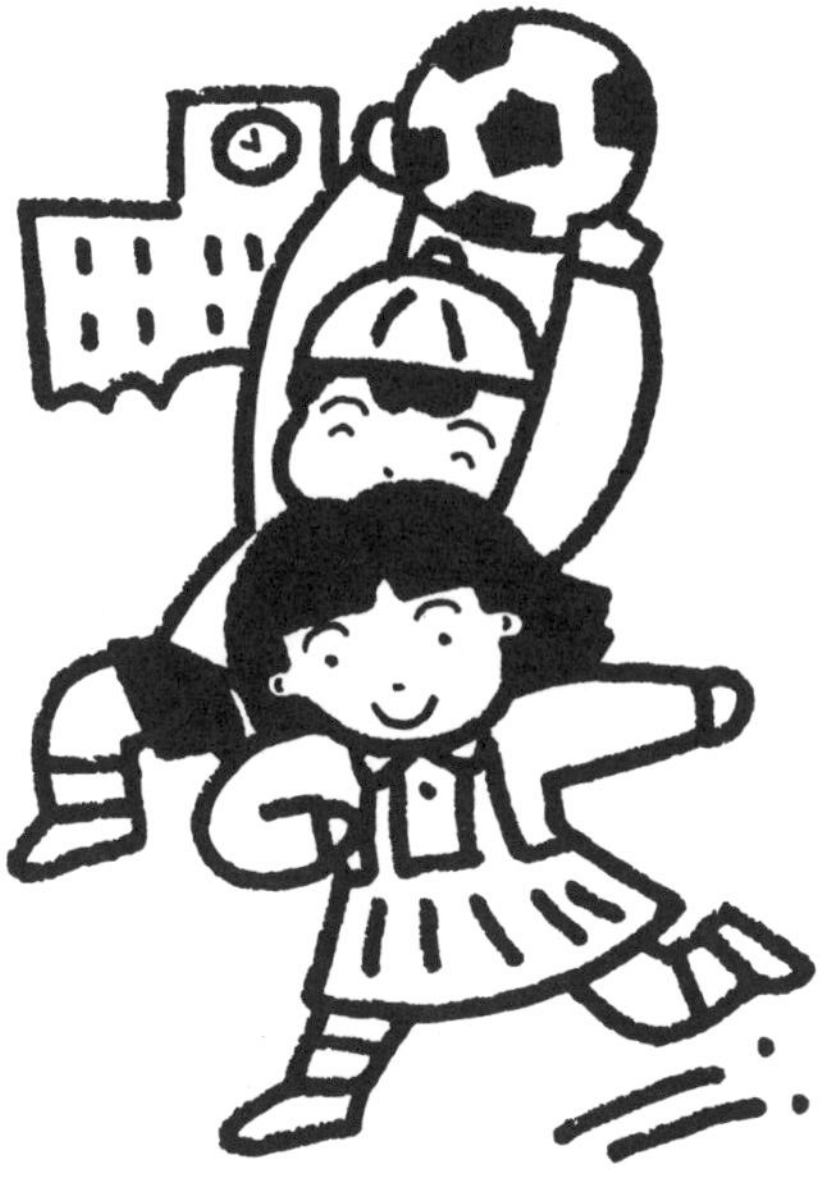

ことは、まず専門医に診察してもらい治療することです。とくに若年層では徹底的に治療し完治させることがたいせつです。それを怠るとのちのち悪影響を及ぼし、その後の選手生命を失うことにもなりかねないので注意が必要です。

よく試合が近いので練習を休むことができないといってムリをしたり、そんなに悪くないようだからといって我慢しすぎたりしていっそう悪化させるようなことがありますが、いけないことだと思います。

スポーツ障害が起こったときは専門医に診察してもらって治療することで、素人考えや指導者の強制でトレーニングに復帰させることは避けなければいけません。復帰のしかたをよく考えなければならないわけです。

ただ、完全休養が長くなりますと、せっかく身についた体力が低下してしまいます。まったく運動を休んでしまうのも考えものです。故障箇所には悪影響（苦痛や不快感）を及ぼさぬようにそっとしておいて、関係のない箇所は動かしたほうが回復が早いのです。

なぜかというと、人間のからだが連動していることと関係があるのです。肘をいためると次は肩をいため、膝をいためると次は腰をいためるということがよくあります。そこで、操体法では肩によい動きをすることで肘によい影響を及ぼしていくというように、逆方向の治療をするのです。そのためには基本運動（三〇ページ）と基本型（三四ページ）がいちばん都合がよいものです。

操体法の基本運動・基本型は、どんなスポーツ障害の治療にも役立ち、害になることはありません。また、基本運動・基本型を続けていても障害がよくなる兆しが見えないときには現代医学の外科的治療が必要なケースが多いので、ことさらに野球肘のための操体法やサッカー膝のための操体法ということに固執する必要はないのです。

もちろん、いためた部位を自分なりに動かしてみて、痛くない動きの方向が見つかればそちらへ動かして脱力する操体法も悪いことではありません。たとえば、肘が痛むときは六一ページの「麻痺のある手・腕の操体法」や一一四ページの「腕・肘の痛み・しびれとリハビリ」を参考にしてください。他の部位についても同様です。ただし、そのときも局部を動かすのはいちばん最後であって、まず基本運動でからだ全体のバランスを修復するのが先決だということ、専門医に必ず相談することを忘れないでください。

(c) 障害予防にストレッチング＋操体法

以上は主に治療への応用について述べてきましたが、障害を起こす前に予防できればもっとよいわけです。そのために各種の準備運動や整理運動、現在はとくにストレッチングが研究されています。

これは体温を上昇させ、からだの柔軟性を高め、精神の高揚にも鎮静にも効果的で、スポーツ障害の予防に一役買っています。これに加えて、からだ全体のバランスの歪みを矯正する操体が行なわれるならば、予防の効果がいっそう期待できます。

岡山のある高校の野球部では、練習終了後二人一組になり互いに足の指をもみ合ったり、からだをゆすってバランスの歪みを矯正しています。精神的にも、互いに操体をやりあうことで信頼関係を高め効果をあげているそうです。どんどん実践してもらいたいものです。

とりあえず操体法（息・食・想・動）の動の面からスポーツ障害との関係について考えてみましたが、息・食・想と総合的に考えてみなければ根本的な解決にはならないと思います。その方面からの研究が待たれます。

（体育教諭・本田　至）

◇小学校生活に操体法をとり込む工夫

とくにスポーツ障害のような症状が現われ

ていなくとも、最近の子どもたちのからだにはたくさんの歪み、緊張ができています。

姿勢が悪く授業への集中ができない、骨折しやすい、小さいうちから肩、首のこりを訴えるといったことがよく見られます。からだが左右どちらかにハッキリと湾曲している側湾症、体重のかけ方が悪く土ふまずが形成されない子などは、みな、からだの歪みが原因のひとつになっています。

これらの異常は、食・息・動・想すべての乱れに対して、子どものからだが何とか適応しようとして生ずるものですが、こうした歪みを放置するのは、将来にわたって病変や異常への抵抗・回復力が働きにくい環境をつくっていることになります。

そこで、新潟県のある小学校では業間体育に週に二回操体法の基本運動をとり入れて全校児童にさせています。校長先生にうかがうと、全体としてのデータ測定はこれからですが、いろいろな機会に児童を見ると視力が回復した例や体重の左右バランスが整って姿勢がよくなった例など、たくさんの変化に気がつくそうです。

もちろん、そうした変化すべてが操体法の基本運動だけが原因で起きたということはできません。ですが、からだの緊張を取り、気持がリラックスすることが、児童の健康改善に何らかの形で役立っていることは間違いなさそうです。

そのほかにも、たとえば橋本敬三先生が

言っていたのは、体育館の外に手洗い場があるなら、そこへ行くまでの道にスノコを渡したりするのではなく、砂利を敷きなさいというのです。そこを裸足で歩かせると、子どもたちは痛がって踊るような格好になりながら手洗い場に行きます。そのとき、からだに痛くないようにと無意識に動いているのがとてもよい操体法になっているのです。

もちろん、バランスのとれた食生活指導もたいせつです。動の面ばかりでなく、食・息・想すべてにわたって、子どもたちがきゅうくつな思いをしていないか、バランスのくずれた環境にムリに適応しようとしてはいないかに気をつけてあげてほしいのです。

（協力　I小学校　高澤　清先生）

5 食べものを考えたリハビリ

◇食べもの選びもたいせつなリハビリ

いろいろな疾患のリハビリに、食のバランスをとることは基本的に必要なことです。消化器を疲れさせず、生体の回復力を高めるような食事とはどのようなものでしょうか。

橋本敬三先生は、歯の種類と数に注目し、素材の比率をそれに合わせることを勧めています。

人の歯を左右上下の四ブロックに分ける

と、それぞれに前歯（野菜を食べるのによい）二本、犬歯（肉を食べるのによい）一本、小臼歯・大臼歯（穀類を食べるのによい）四〜五本（親知らずを含む）がはえています。つまり、八分の七か七分の六までは植物食であることが、ヒトという動物の食性に沿った自然な食生活なのでしょう。

「食性」とは、人間が動物の一種として本来はどんな食物を食べていたのかということです。ある環境の変化に適応してつくられる「食習慣」とは違うことがあります。

現世人類の起源地は、アフリカ、オーストラリア、アジアといろいろな説があるようです。いずれの地域にしても、人類起源の時代には温暖で、植物の豊富な地域であったでしょう。そこに住む人々が、ほとんど植物食で生活していたとしても不思議ではありません。だからヒトの歯は、それに合うようなかたちになっているのでしょう。世界各地にみられる多彩で独自な食文化は、ヒトの住む地域の広がり、地球の気候の変化など環境の変化がもたらしたものでしょう。

ところが、現代栄養学では動物性の食品を重んじ、植物食は粗食とされてしまいます。そもそも現代栄養学は、寒冷で住みにくく、動物食を主にせざるをえなかったヨーロッパでヒトが身につけた食習慣をもとにしているにすぎないのに、そういう地域が現代文明を伸ばしてきたから、その食体系がさも本来の食べもののように思われてきたのです。

とくに戦後の日本において、その傾向は顕著でした。

しかし、その間違いは、当の欧米でも気づかれてきました。生活習慣病が多いことの大きな原因に動物食偏重があげられ、是正の動きが始まっています。それらの国では日本型食事がもてはやされるようになってきていますが、日本の若い世代は、まだまだ気づいていないのが実情です。

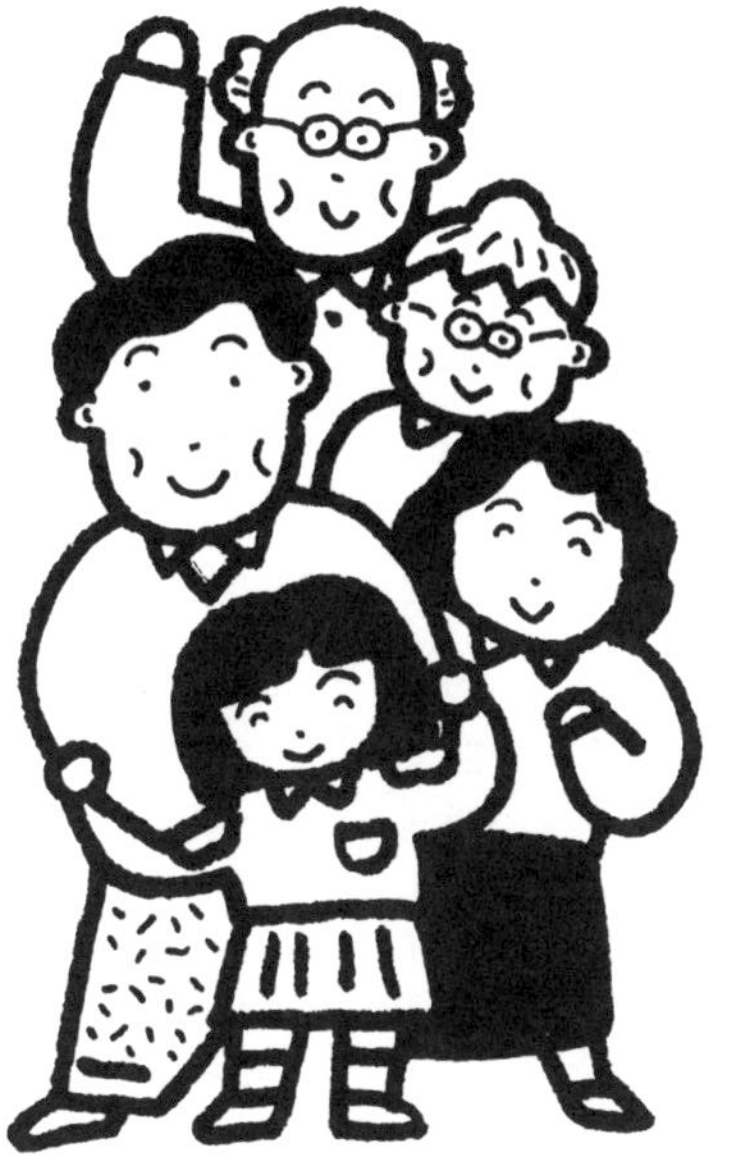

本来、日本列島に住む人の食習慣は、ヒトの食性に近い、植物の豊かなものであったはずです。日本型の食事のよさを再発見し、そのうえでよく噛んで、腹六分目〜七分目でやめておく。それが、リハビリにあたって食生活を考えるための第一歩となるのです。

◇肥満を防ぐ 操体法流ライフスタイル

最後に肥満について。肥満は心臓病・脳出血・脳梗塞・ある種の癌・糖尿病・高血圧・肝障害・高脂血症・高尿酸欠症などなどの生活習慣病にかかる危険を高めます。あまりに体が重いと膝や腰をいためやすくもなります。

第Ⅴ－１表　標準体重の求め方のいろいろ

①〔身長(cm)−100〕×0.9(kg)　(ブレカによる)

②〔身長(cm)− 50〕×0.5(kg)　(加藤による)

③　明治生命・標準体重表（30～69歳）

身　長	男	女	身　長	男	女
130cm		41.9kg	161cm	59.3kg	56.2kg
131		42.3	162	60.0	56.8
132		42.9	163	60.7	57.3
133		43.4	164	61.4	57.9
134		43.9	165	62.1	58.6
135		44.4	166	62.8	59.2
136		44.9	167	63.6	59.9
137		45.4	168	64.3	60.5
138		45.9	169	65.0	61.3
139		46.3	170	65.8	62.0
140	45.9kg	46.8	171	66.5	62.8
141	46.5	47.2	172	67.3	63.6
142	47.1	47.6	173	68.1	64.4
143	47.7	48.1	174	68.9	65.3
144	48.3	48.5	175	69.7	66.2
145	48.9	48.9	176	70.5	67.1
146	49.5	49.3	177	71.3	68.1
147	50.1	49.8	178	72.1	69.1
148	50.8	50.2	179	72.9	70.1
149	51.4	50.6	180	73.8	71.2
150	52.0	51.0	181	74.6	
151	52.6	51.4	182	75.5	
152	53.3	51.9	183	76.3	
153	53.9	52.3	184	77.2	
154	54.6	52.8	185	78.1	
155	55.2	53.2	186	79.0	
156	55.9	53.7	187	79.9	
157	56.6	54.2	188	80.8	
158	57.2	54.7	189	81.7	
159	57.9	55.2	190	82.6	
160	58.6	55.7			

自分が肥満かどうかを知るめやすとしては、いろいろな表や計算式が考案されているのでそれを参考としてもかまいません。本書にもそのいくつかを載せておきました。ただし、体重と健康の関係は、その人の生活環境や仕事、体質などによって変わってくるので、数値にこだわりすぎるのはよくないことです。自分が心身とも壮快で、日々支障なく暮らせていればよいのです。

特別な病気もないのに肥満になる人は、過食と運動不足が原因というごく当たり前のことが多いようです。そうした肥満の解消法は、食べる量を減らし運動をするという、これまたごく当たり前の方法が一番なのです。

しかし、そうはいっても急にそれまでの大食をバッタリとやめ、激しいスポーツにうちこむことはなかなかできることではありませ

第V－5図　BMI（ボディー・マス・インデックス）による肥満度の算出法

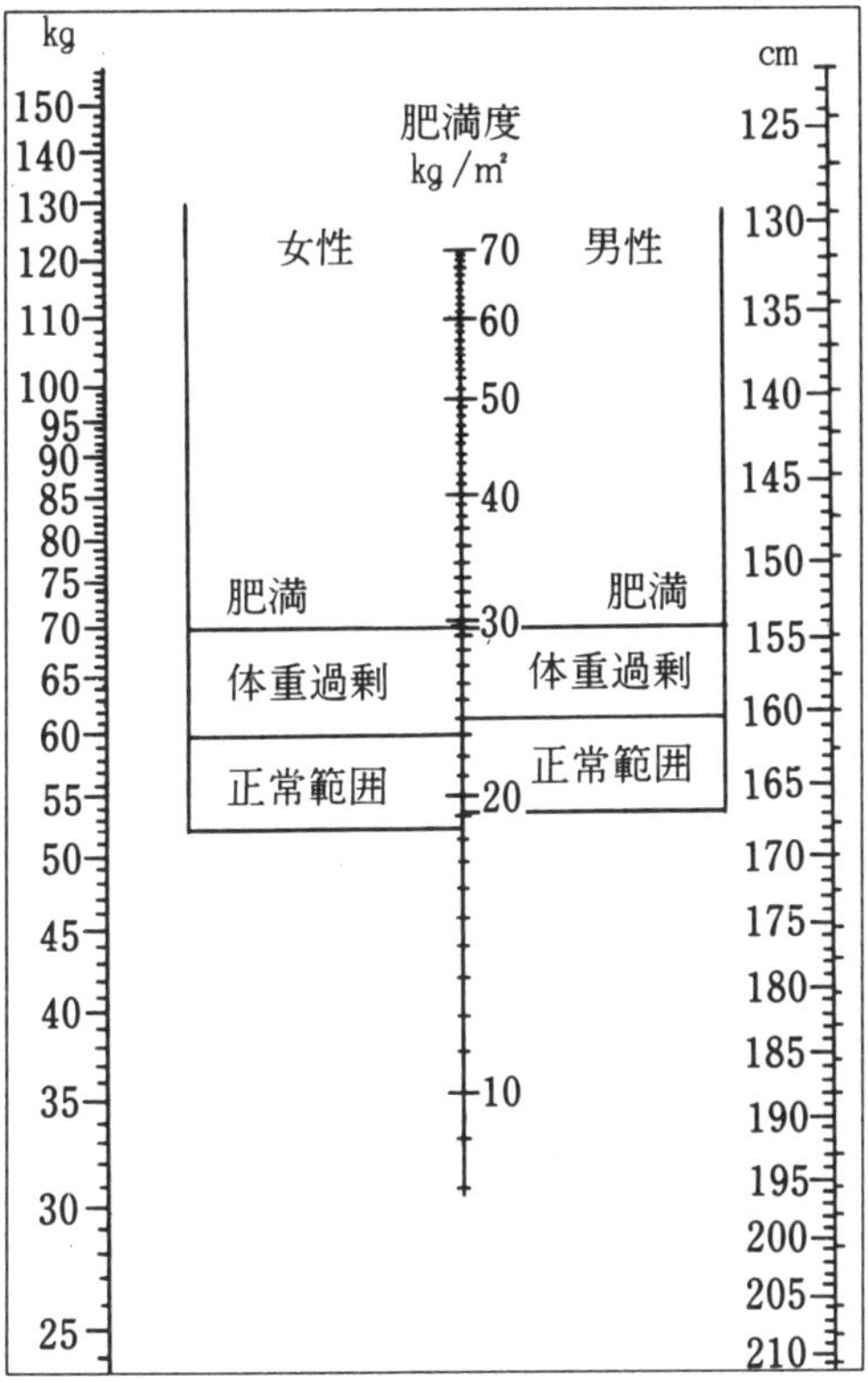

ん。減量法は、ライフスタイルにムリなくとり入れられるものでないと長続きしないものです。

いまあなたが肥満だとして、どんな減量法に取り組むとしても、一緒に操体法の動・食・息・想についての考え方も参考にしてくださ い。操体法では腹六分目〜七分目といいますから、これで肥満になる人はいません。また、テキストどおりに減量法を続けることができなくても、六〇%できればよしとして、諦めてしまわずに気長に続けることです。

「みるみるやせる」といった広告につられてムダな努力を重ねるよりも、ムリなく、ゆったりした気持で目標の六〇%の減量法、食事も六〇%に近づける、運動も六〇%はする——これが操体法流の肥満解消(予防)法です。

毎日朝食前と夕食後の体重を記録してグラフにすると、一〜二カ月で体重減少と生活スタイルの相関がはっきりして効果が上がります。お勧めです。

からだによい寝具・悪い寝具

睡眠時間は大人でも七〜八時間、幼少時にはそれ以上になり、一日のかなりの部分を占めます。この時間にお世話になる寝具のよしあしはからだのバランスに大きく影響します。

人は眠っている間に無意識に動き、寝相がよいと思っている人でも一夜のうちに十数回は寝返りをうつものです。疲れているときはとくに激しく、そのことで無意識に昼間のうちにたまったからだの歪みを治そうとしているのでしょう。寝相が乱れるほど、翌朝の目ざめはスッキリしているようです。

睡眠はこれだけ大切なものですから、寝具はまず、その中で自由に動ける程度に軽いものがよいのです。そして、背骨の自然な形態がくずされないことが必要です。

寝るとお尻がへこむほどフカフカしたものより、やや硬めのほうがよいのです。畳の上に布団一枚、これでいいのです。冬ならばもう一枚薄いものを敷いて、寒さを感じないていどにしておくこと。掛け布団もあまり重くないように。寝返りが十分にうてるように、幅は広いほうがよいでしょう。

昔病院ではワラのベッドがあって、右の条件を満たした最高の寝具でした。ただ長く使うと腰のあたりがすり減るし、火事のとき非常に燃えやすいので現在は使っていません。しかしフカフカのベッドだと、腰痛のなかった人も数日入院しているだけで腰をいためてしまいます。病院でも家庭でも、寝具にはもっともっと気を配ってほしいと思います。

第6章 治療に予防にリハビリに 地域にひろがる操体法

新潟地方での操体の集いは、昭和五十一年ごろ加藤国一郎さんはじめ数人の集まりから出発し、いまでは定例化して多くの人がいろいろなかたちで参加しています。橋本敬三先生のいう食・息・動・想と環境についてバランスをとることを、まがりなりにも実行し操体法全体として伝えてきています。参加している人は、治療に、リハビリに、また予防や健康増進、生活の質の向上のためにと、いろいろな思いをもって操体法にとりくみ、個人からグループ、病院の予防活動、自治体単位での健康増進運動までの広がりをみせています。そのような活動の一部を体験談として収録してみました。このようなかたちで操体法が私たちの日常生活に浸透してくれば、退院後に始まる本来のリハビリのためにも大きな助けとなるのではないかと考えています。

♧保健婦さんとともにひろめた操体法

小林　時子（六〇歳、主婦・農業、長野県）

農家に養女にきた私は、年をとるにつれて寝腰が痛く、ジッと立っていられなくなったり、ズボンをはくにも畳の上にドッカリと両足を突き出して座らなければならなくなってしまいました。鍼に通ってもそのときだけで、なかなかよくなりません。だんだん歩くのも困難になり、整形外科で椎間板ヘルニアと診断され四カ月ほど通院しましたが、少しラクになったぐらいで根気負けして治療をやめてしまいました。

昭和五十五年のある日、雑誌『現代農業』で橋本敬三先生の「腰痛にきく操体法」という記事をみて、さっそく図を見ながらやってみたのです。基本型1、2、3の三つです。自分なりにやってみると、いままで痛かった腰がスーッとよくなったのです。不思議！　仕事をすればまた痛くなるのですが、昔のなんでもなかった身体にひとときは浸ることができたのです。

その後「子宮後屈で子宮がゆ着をしているからすぐ手術をすれば」と日赤の産婦人科でいわれたと悩んでいた若い奥さんに、基本の三つを教えたのです。二〇日ほどして、またその人にバッタリ会うと、あのときまっ青な顔をしていたのに、顔色もよくなっているのです。教えた三つの基本を、朝夕二回ワラをもつかむ思いで毎日続けたそうです。元気になれたと大変よろこばれました。

素人でも治せるなんてこんな素晴らしいことはありません。それ以来、この素晴らしい操体をなんとか普及させたいなあと思ったのです（その若い奥さんは現在手術もせずに元気で働いております）。

図では脱力がよくわかりません。どこかで講習会を開いてくれないかなあ、どうしたらいいのかしら？　と思い悩んでいたところ、また『現代農業』に岩手県花泉町で操体法を広める保健師さんの活躍ぶりがのっていたのです。これだと思ったけれど、保健師さん、役所となるとどうも行きにくく、ついに勇気を出してお願いに行ったのが昭和五十六年十一月でした（その間一年半もかかってしまいました）。「町に大ぜい腰痛で悩んでいる人がいるので、なんとか対策をと思っていた矢先なんだよ、来年度の予算編成に出してみるね」と快く受け入れてくれました。まさに「案ずるよりも産むが易し」ですね。

保健師さんのご努力によりスライドが購入され、昭和五十七年四月に須永隆夫先生をお招きして待望の操体法講習会が盛大に開かれたのです。これをきっかけに、保健師さんを中心にスライドをみて自分たちの体験を話す操体勉強会が開かれ、昭和五十八年四月には普及会が生まれました。

総合健診には会のメンバーが「操体法コーナー」をつくります。また保健師さんの毎月の健康相談日に合わせて操体普及、集落での普及とボランティアが始まったのです。ボランティアですからもちろん予算は全然ありません。でも普及させるには一人ではできません。そこで住民課課長さんや町会議員さん宅へ予算をお願いに歩き、腰の痛い議員さんには操体を教えて痛みをとってさしあげ、操体の素晴らしさをわかっていただきました。リーフレット代、年一回の講師先生の謝礼などもいただけるようになりました（農協婦人部や農協の組合長さんに嘆願書を出して補助していただいたこともあります）。

こうして普及会も定着し、講習会に毎回出席して痛みをとれるようになった人が大ぜい出てきました。正座ができなかった人、何年も髪が結えなかった人（この人は手が上がらなかったり、後ろへ回らなかった人）、帯が結べなかった人、夕方になると疲れて明日は仕事にならないんではないかと思っていた人もみな、寝るとき操体をすれば朝になるとすっかり元気になります。大ぜいの人がこの操体に助けられております。いまでは町内だけでなく町外へも頼まれて行きます。

腰痛で、二八年間コルセットをしていた人もいました（その間何回もコルセットを新調したそうです）。やはり医者に見放されたそうです。でもこの操体を覚え、一度は一〇日でよくなって喜んでいたところ、三カ月ほどしたらまた元のように痛くなり、どうしたらよいか家へたずねて来ました。「力を入れすぎたんでしょう！　力んでは治らないと橋本先生はおっしゃってるのよ」と軽く私がやってあげますと、「まあ、痛いのとれたよ。こんな静かな動きでいいんですか？」と驚いて帰っていきました。

私の体験を書いてみます。

総合健診で診察のとき、「椎間板ヘルニアで治療に通っているかね」と言われ、「いいえ、操体法で痛みをとっています」。「操体法ってなんだね。診察が終わったらやってみせてくれ」と言われ、腹式呼吸のこと、基本の三つと膝裏のコリのとり方などをやっているときに、先生がポツンと「脱力がいいんだな」とつぶやいたのです。それにヒントを得て、仕事をしながらも痛くなると、腰をスットン、肩をスットンと力を抜くようにしました。すると、いままでのようにあわてて家へ帰って来て操体をする必要がなくなったのです。朝も腰に緊張感があれば、お味噌を出したり、お茶碗を出したりするときに、スットンと脱力しているうちに痛みがとれるのです。道を歩くときも、気持のよいほうのお尻を曲げてスットンと三、四回やっていると、スーッと痛みがとれるんです。ちょっとした言葉に本当にいいことを覚え、それ以来仕事もラクになりました。

また、小豆のとり入れで腰をいためたとき、叩きながらお尻を痛くない方向へ曲げてヘンな格好をしているうちによくなっているんです。不思議でした。また、右足の靴下がいつもねじれてしまい、靴も右のかかとの外側ばかり減って何年も不思議でしたが、歩き方がおかしいのではと思い、重心をそれまでの小指から親指のつけ根に移すよう心がけると、靴下もねじれずかかとも均一に減るようになりました。お陰で一年でとりかえていた長グツが、三年以上ももつようになりました。

こうして自分の欠点をみつけて一つずつ直しています。私は編物がとても好きで、腕が痛くなると痛くないほうへ動かし、そのときに脱力をして編んでいます。操体を知らなければ、やめねばならなかったでしょう。この操体法にめぐり逢って、私の人生も大きく変わり、楽しく生きていくことができて本当に感謝しております。

♧操体の輪が公民館活動に

佐藤ヒデヨ（六九歳、主婦）

私は昭和五十二年の秋ごろから右膝関節が痛んで歩くのが難しくなったので、指圧、鍼、灸などよいといわれる療法をいろいろ試みました。ところがいっこう快方に向かわず、結局整形外科の先生の診察を受けることにしました。変形性膝関節症との診断で型をはめる治療法により、どうにか痛みはとれましたが、相変わらず歩行困難で、ついには正座することができなくなったのです。

服薬治療を受けていますと、なんとか歩行ができるので辛抱強く療法を続けること実に三カ年に及びました。ところが困ったことに、その間薬による副作用が出て生体機能のバランスがくずれ、排泄作用が変調した結果、体重が六キロもふえてきたのです。たまりかねて、今度は循環器の先生の診察を受けたところ、入院加療が必要といわれました。いろいろ事情があってそれはムリ、やむなく再度指圧、鍼灸に通うこと約三カ年、いくらか快くなったものの、まだ階段の上下はほとんど不可能という状態でした。

そのころ保健所の栄養講座において、須永隆夫先生の操体法という健康法の講座が開かれたので参加してみたのです。先生の説明を聞き、これなら自分でできる、努力しだいで効果がありそうと感じました。それ以来、毎月の先生の教室には欠かさず通い続けました。朝夕二回の基本体操、トイレ体操、いたって簡単なことなので一日も欠かさず実行していますが、いつとはなしに二階の階段もラクラク上下できるようになったではありませんか。そのときの天にも昇る嬉しさといったら、形容の言葉がありません。

身体の調子がどんどん快くなって正座もでき、人並に歩けるようになってくると、生きる希望も湧き、毎日が楽しくてしかたがないのです。

私の周囲にもいろいろのムリが重なって健康を害し、苦しんでいる人がたくさんいます。そうした人を見かけるとすぐ言葉をかけ、操体法をおすすめするようになってきました。そして町内会の有志や知人たちと計り、婦人会や老人クラブを中心に、この操体法の習得を目標とする会をつくったのです。公民館活動にとり入れていただき、月二回の講習を実施するようになって、はや三年目に入りました。慢性の腰痛、頭痛が快くなったとか、長年の便秘が治った、あるいはあきらめていた旅行ができたなど、みなさん大変な喜びようで、会に出るのが何よりの楽しみだと申しております。肩のこり、腰痛等は呼吸法とからだの動かし方で快くなります。また足にむくみのあったおばあさんは足の指を一本ずつ入念にもんで、だんだんしわが出てきてむくみがすっかりとれたことがあり、このような例を記すときりがありません。

昔から「天は自ら助くる者を助く」の教訓があります。自分の健康について問題を抱え悩んでいる人は、どうか一日も早く操体法の習得によって自らを助け、健康をとり戻し幸せになってください。

♧心がのびやかになる操体法　二編

〔その一〕

大平　キミ（六五歳、主婦）

朝起きると、いつも背中が痛く、あまり長期間治らないので内科のお医者さんに診てもらいました。レントゲン、採血、採尿、いろいろの検査の末、悪いところはない、気のせいでしょうと言われました。しかし、日ごと痛みが増すような気がして、次に整形外科医に行ってみたのですが、ここでもわからずじまい。そのうち居間に掛けてある親戚から形見にもらった掛軸が気になり、外しましたがやはり治らない。夫は気の病いだからもう痛いと言うんじゃないと怒り声で言うのです。

ある夜、息子と二人でテレビを見ながらふと、「そうだ、私は操体をやっているんだよね」と顔を見合わせ、息子に頼んで肩から背中にかけて指で強めに押してもらいました。そのとき手のつけ根のあたりに激痛を覚え、息子が急に力を強めたと思ったので同じ力で押すように言いますと、同じ力で押しているとのこと。痛い場所を動かさずに押し続けてもらい、痛みから逃げるように私のほうからからだをよじって筋を動かしたので、タコ踊りのような格好になってしまいました。息子の笑い声を背に聞きながら、だんだん治ってゆくような気がしました。そして翌朝にはほぼ完全に痛みがとれていたのです。

後日、この体験を須永先生に報告したところ、みなさんに発表しなさいと言われました。発表すると八〇歳くらいのお婆ちゃんがどこの部分を押して治したのかと聞かれるので、手のつけ根の背中部分を押してあげますと、気持よさそうに反対側もしてくれと言うのです。あまりにも注文が多いので、私は心の中でいささかムッとしていました。ところがその日の集会が終わり、帰るときに先ほどのお婆ちゃんが頭を低く下げながらお礼を言って帰ったのです。私は恥ずかしく思いました。なんで同じことをやるのに親切な気持でやってあげられなかったのか。お婆ちゃんのありがとうございましたの一言で、ありがとうの気持の大切さを改めて知り、それ以後、自分の気持の持ちようも変わりました。誰にでも優しい言葉をかけられるようになり、同時に心から感謝の気持が湧くようになりました。操体法と同様にお婆ちゃんに出逢うことにより、私の心が開いたような気がします。いまではあのときのお婆ちゃんに感謝の気持でいっぱいです。

〔その二〕　池田　禮子（五五歳、主婦）

子どものころから、どこといって悪いところはないのにすぐに熱を出して寝込みました。体質が弱かったのでしょう。精神力をつけて体力を増したいと思ってヨガの教室に通い、面白くなって道場へも行くようになりました。そこで操体を教えられたのです。

橋本敬三先生のおっしゃるヤジウマになってやってみろ精神で、体験してみました。初めのうちはどうしてもやりすぎるクセがあって、六〇%という目安がわかりませんでした。そのうち夢中になってやればよいということではないと、やっと気がつきました。基本運動をひと通りやったら、しばらく休んで別のことをして、時間が過ぎてからもう一度、という具合です。今では寝る前にすると寝つきがよいぐらいの気持で続けております。基本の動きを応用して、間違えのないようにからだを操る努力をしていたら、それが面白くて日常のウサを忘れてしまいます。

クヨクヨしてると、からだをこわしてはつまらないからすぐにやめるし、腹がたつときは相手も苦しかろうと思うとおさまって、それぞれに理由があって一所懸命に生きているのだからしかたがないと思って諦めてしまいます。けれど、怒らなくてはいけないときには、意識して怒ろうと思っております。

操体法の動きもやってみて気持のよいことだけやって、気持の悪いことはやめておきます。心の中も同じように考えております。悩みを楽しく思える間だけ悩んで、苦しくなってきたら悩むのをやめてしまうのです。「やめたやめた、からだが歪む」とつぶやいて、いやなことから逃げております。身体の弱い私は、人並に戦うほど体力がないので、逃げるが勝ち、という気持になります。橋本敬三先生も、痛みから逃げろと教えてくださっています。それをよいことにして逃げることに専心しております。

♧新潟操体の会参加者からひとこと

●疲れると右肩こり、左腰の痛みが出ます。でも基本運動だけできれいに症状がなくなります。生涯操体は続けていきます。

（後藤きみえ、五六歳、主婦）

●毎日基本運動とトイレ体操をしています。いつのまにかすっかり膝の痛みもとれ、階段の昇り降りもできるようになり、近所の人にスタイルもよく若々しくなったといわれます。

（栗原　ヤエ、六九歳、主婦）

●永年便秘で薬にばかり頼っていましたが、基本型3ですっかり解消しました。

（斉田　松乃、八〇歳、主婦）

●足踏みがいちばんいいように思います。一回に五〇歩もすれば腰が伸びてきますが、しないでいると腰の骨が出てくるのです。

（小野　イソ、六九歳、主婦）

●操体法のことをバカにしていた主人がギックリ腰になったとき、私が見よう見まねで基本型をやらせると翌朝には完治。珍しく主人にほめられ、家族にも操体法がひろがりました。

（大平　キミ、六五歳、主婦）

●思春期を迎えた娘が神経性胃炎を起こし、ときに食欲がなく激しい頭痛を起こします。そのときは足の親指が大きくひきつるので、ていねいにもんでやっていると指がまっすぐになり、頭痛もすっかりよくなるのです。とてもありがたく思っています。

（山本　徳子、五四歳、主婦）

●町の体育指導委員として健康な方々の健康増進に協力させていただいていましたが、橋本敬三先生の新潟大学での講演を聞いて以来健康を害された人のお役にも立ちたいと操体法の普及を始めました。地元のお寺のご厚意でそこを拠点として活動しています。私自身体重が三五キロまで落ちて余命いくばくもないと思っていたのも動機の一つでしたが、いつのまにか五六キロに戻り、皆さんの励ましに深く感謝しながら続けています。

（岩井　一郎、五二歳、会社員）

終　章　リハビリと操体法と人生と

大腿骨頸部骨折とお年寄り

何かの拍子で、お年寄りが転ぶと、たいしたことはなさそうに見えて、骨折を起こしていることがよくある。とくに起立して動く人間にとって足の骨折は大変な問題だ。歩くということは重力がからだのあちこちの骨にもかかることであり、それによって身体の骨を丈夫に保つ大切な役割を演じているのである。

これは、二〜三週間、無重力状態での宇宙飛行をやってきた宇宙飛行士が無事帰還したときの歩行をみてもわかる。よろよろとして、おぼつかない。無重力のところに長くいると、骨が弱くなり骨折を起こしやすくなっているからだ。地上でも寝たきりの状態では骨にかかる力が半減しているので骨は弱くなり、筋肉も萎縮し弱る。そういう人が歩こうとして何かの拍子に転んだりつまづいたりすると、いともかんたんに骨折してしまうのである。

骨折のなかでも、大腿骨頸部骨折は最も避けたい骨折だ。手術が必要になることが多いし、何カ月も歩けなくなる。お年寄りは、この間に寝たきりになってしまったり、肺炎を併発したりする例が多い。お年寄りの肺炎は、ただでさえ病気から治ろうとする力が弱ってきつつある身体に致命的な打撃を与えることが多いので要注意である。

九二歳のおじいさん。あるとき、自宅で、たばこの空箱を捨てようとして椅子から立ち上がり、ひょっとした拍子に転んだ。そのときは、大したことはない、ちょっと捻挫しただけだろうと思い、なるべく安静にしていた。痛みを覚えない方向へ足を伸ばしたり縮めたりしていた。痛い足はそのままにしておいて、手を動かしやすいほうへ動かしたりしていた。しかし、どうも変だという。医者である息子さんやお孫さんの勧めで精密検査を受けたところ、大腿骨頸部に骨折を示すヒビ割れが認められた。初めての入院。医者のお孫さんや主治医の言うことを聞いての治療に専念することとなった。手術でなく、〝保存的治療法〟での治療が始まった。下肢の牽引を受けたこのおじいさんは、ベッド上でも呼吸は上手に腹式呼吸、暇さえあれば、上手に睡眠し、牽引されながらでも、こっちの手を動かしたり、あっちの足の趾《ゆび》を動かしたり、動かしてみて痛みを覚えないほうに動かした。一つの動作は二〜三回ずつ。上手に脱力もした。幸いなことに、中年や若者と同じように、一カ月もすると骨のヒビ割れ、骨折はレントゲン写真で軽快しつつあるのが認められた。主治医も周囲の人々も、さすがは操体法の励行の賜物かとびっくりするやら喜ぶやら。当の御人は知らぬ顔、皆の治療看護のお陰と感謝している。

安静期間が過ぎると、治療計画のなかでも、いわゆるリハビリテーションが始まった。おじいさんは、そ知らぬ顔でリハビリの訓練に身を任せた。安静にし固定した関節は、三日もすると動きがにぶくなり始める。固くなった関節を動かし、可動域を広げるのは、痛みを伴う訓練である。理学療法士も痛みを堪えさせて、頑張らせる。おじいさんも頑張った。でも、痛くない側に力を入れたほうが、効果が出るのも知っていた。

このおじいさん、身を任せる重要さも知っているので、自分の方法と、半々でしたろうと思われる。

固まった関節でも、ムリに動かすよりも、少しでも動く方向がつかめれば、または、他の関節や指の動きでも足首の動きでもムリなく動くところから動かして脱力するほうが、ただ固まった関節だけに痛みに堪えて動かすよりも、ムリなく、より早く関節の動きが得られることは、理論的にはよくわからないが、何十年間と体験してきたことだった。そして、いま自分のからだで、リハビリのなかで、体験しているのであろう。

このおじいさんを、世の人も、ご自分も、「おんころや」という。操体法の発見者、橋本敬三先生である。九二歳なのに、顔の色も、足のうらも、皮膚も、八〇歳以下の若々しさを思わせる。ボケたと御本人が言うほどでない心と大脳を持って、まだまだ、いろいろなものに興味を抱いているようにお見受けした。ご回復をお祈りしている。

"癌と共存"に息・食・動・想の操体法も一役

七五歳、高齢者の仲間入りしているが、気持は若いおじいさん。数年前から血が少し薄めだよといわれていた。血をふやす鉄剤を服用していたこともあったという。あるとき腹部臀部に痛みを覚え、かかりつけの医院で診察してもらうと胸に疑わしい影がある。さっそく専門の病院を紹介され、精密検査を受けた。全身に移転した癌だった。手術はできない状態で内科的に治療することになった。そのときから、操体法とのかかわりが始まった。

このおじいちゃんの息子さんは操体法にかなり前から関心があった。家族と相談の結果、化学療法は受けず、癌と共存するような方向で少しでも生活の質を向上させて生きられないか、という選択をしたのである。主治医も了解してくれて、癌と共存する生き方を模索し始めた。

詳しい紹介状を持って転院。ご本人に病名を告げるかどうか息子さんたちと相談した。一時は大きなショックがあると思うが、告げたほうが、手助けもやりやすいし、ご本人の疑心もなくなるとも考えたが、相談の結果、当人と奥さんには特別な病名は告げないことになった。しかし、ご本人も家族も、何とかよい状態になるであろう条件づくりに努力される。

食事は病院食だが、幸いにこの病院は材料も吟味し、なるべくおいしいものを選んでいた。加工のさいいろいろな化学物質が入りすぎていない材料、農薬使用の少ない作物、使用しない作物もと少しずつ努力していた。季節の食品（旬の食べ物）がよく出た。この病院に入院すると、便通がよくなったと喜ぶ患者さんが多い。野菜の煮ころがしも比較的よくでるので、高たんぱく、高カロリーの食事だけを栄養があると考えている人からは時に不満が出ることがある。しかし退院のころまでには、少し頭ではわかってくれるようだ。

この病院では正月、お盆、七夕、クリスマスにも手作りのすばらしいものが食膳にのぼる。一般家庭では他人任せになりつつある家庭の味が…。ご本人に玄米食を勧めると、食べてみたいと言う。さっそく給食として出される。一口三〇～四〇回はよくかむことから始まった。幸いよい歯をしていた。食欲は十分にある。腹八分目である。

息＝呼吸は、操体法でいう腹式呼吸をときどき意識的にしてもらう。吸うよりも呼気（吐く息）を意識して、ゆっくりと長くする。あおむけ・立膝の体位は、腹式呼吸の練習をしやすい。朝、昼、晩、各一五～二〇回ぐらいやったようだ。

この人の悪いところの訴えは、歩くときに右大腿部から臀部にかけての軽い痛みである。少しびっこをひくような歩き方をすると、比較的痛みは少ない。歩行時も、痛みがなるべく出ない歩き方を工夫してもらう。他人に見せるための歩き方ではない。ベッドの上でも、動きやすく、痛みが出ないような動きをみつけてもらう。息をゆっくり吐きながら動く方法だ、気持よく、ため息をつきながら…。起き上がるときも、どちらにごろんとなって起き上がったらムリなく動けるかと体に聞く。

こころ（想）はどうだろうか。七五年以上の人生経験から、いつも感謝の念を失わない。そして本をよく読まれる。橋本敬三先生の操体法の本も、息子さんが読み手垢のついたものを、枕もとにおいている。

こんな生活が始まって二〜三週間もすると、入院時よりも全体に元気になった。共存が少し始まったのだろうか。退院後も、この息・食・動・想と環境保持をなるべく続けてもらうことにした。家庭のほうがよかった。退院祝いに、好きな酒も毎日一合ということで飲んでもいいことにした。いままで出ていたサークル、友との会合にも出てもらう。よりよい生活を、質を落とさない共存の生活が始まった。二週間後には、より元気な顔を見せた。男性の平均寿命より長く、クオリティー・オブ・ライフを高めた熟年、精神的には青年の日々を送ってもらいたい。家族の大きな協力が必要だが、すばらしい体験でもあろう。死を見つめた生だから…。操体法は、ここでも生き方の自然法則として少し手助けできたであろうと思う。

畳の上で亡くなったおじいちゃん

癌末期の患者さんなどへの医療の対応として、ターミナルケアということが言われている。癌末期の患者さんの約三分の二が強い痛みを訴えるという。疼痛対策にいかに麻薬を使うか、最近は副作用が少なく長時間効果のある錠剤もポツポツできているが、この痛みを少なくして、より日常に近い生活の質をいかに保つかという努力が熱心に行なわれつつある。そして、なるべく家庭での治療継続ということになる。痛みの少ない患者さんは、なおさらである。

人生の終末を、病院の一室でなく日常の延長として迎えられるターミナルケア、家族とのかかわりの中で生の充足のうちに人生の終末を迎えられるようにできないものだろうか。

癌末期ではないが、八九歳のおじいちゃんがいた。脳卒中後、何年も家族が世話をしてきた。ときどき近くの先生の往診を受けながらであった。あるとき、尿路感染症（膀胱炎や腎盂炎など）で入院してきた。全身状態もよくなかった。リハビリで日常生活の身のまわりのことだけは自分でできるようにと訓練が始まった。しかし、自分から歩く練習などはしない。車椅子で食事をとるのが、自分のできる動きだった。しばらくして入院前のよい状態になったので退院した。ほぼ寝たきりをかかえての世話、家族は大変であった。

何カ月かすると、再び入院してきた。前回よりもずいぶん弱っていた。お年であった。全身に細菌のついた状態も、抗生物質と栄養補給で軽快していった。しかし患者さん本人は、全身の状態がよいのに自分からは食べようとしない。介助で口まで持っていくと、少しだけ食べて、あとは「いらない」という。

お盆も近かった暑い日「お盆にお墓参り」の話題が出た。おじいちゃんに、お墓参りがしたい気持が湧いてきた。食べて、体力をつけないとお墓参りに行けないというのがわかると、次の食事から食べ始めた。目も耳も口も利《き》く、手足も動く人である。ただ、動かそうとしないのが何か月も続いているので、立てない状態なのだ。そんなおじいちゃんに、少しずつ、ほんのわずかな元気が出てきた。

病院から六〇キロも離れた故郷のお墓参りを、看護婦さんの付添いを得て、フェーン現象の猛暑の日にもかかわらず、すませた。おじいちゃんは、ホッとした表情で、うなずく。皆様にご苦労さまといっているような表情もあった。

このおじいちゃん、お墓参りのあと再び食べなくなった。私どもの診《み》るかぎりでは、老衰の状態である。自分からはもちろん食べようとしない。口に食事を運んでも、家に帰りたいと言う。食べないので点滴を続けた。しかし、本人は点滴もやめてくれと言う。帰りたいと言う。家族と何回か話し合った。私は家族に勧めた。生の終末を家族とともに、本人も望んでいるので家で迎えませんかと。家族は「最期をどうするか?」が心配であったのだろう。「家族が見守るのである」ということが理解できていなかったようである。だが、半分ぐらいは理解してもらった時点で退院した。家族の都合のよい夕方六時ごろに………。

退院すると、自宅での食事を思いのほか食べたという。家に帰れたことを口にも出して喜んだ。その六日後、奥さんや家族に見送られて永眠された。その場を経験した家族は、生の延長としての終末の意味をわかってくれたと思っている。

リハビリは、時に、生の終末まで見すえたものになることがある。これからの高齢化社会では、なおさらであろう。

あとがき

私どもは、操体法について大きな関心と興味を持って取り組んでいますが、まだほんの少ししかわかっていません。どうしてあのように効果があるのか、生理学的に実証ができないでいます。その方面の研究も続けながら、一般の人々にも医療関係者にも操体法を実際に使ってもらって効果の妙を知ってもらい、より多くの人が無理のない治療やリハビリを受けることができるようにしたいと思っています。そうした動きがひろまれば、理論的解明への道も開けてくるでしょう。また、世界には操体法と同じ法則に注目しているらしいさまざまな治療法もあるようです。それらと操体法との関連づけにも興味があります。

このようないろいろな願いをこめて、専門家とは少し違う立場からの眼でリハビリを眺めてみたその一部が本書です。この本を通じて操体法を友としてリハビリに治療に健康増進に励む仲間が増えれば、これほど嬉しいことはありません。

なお、からだやこころの歪みを正す素地づくりには、食もとても大切な要因の一つです。本書はとくにリハビリテーションにテーマを絞ったために食についてはほんのさわりの部分しか述べることができませんでしたが、この点については他日を期したいと思います。

最後になりましたが、新潟操体の会の皆さんには、本書で名前のあがった人以外にもたくさんの方にお世話になりました。この場を借りて感謝します。また、モデルになってくれた諸橋正子さんと前田光一さん、はじめからいろいろとお世話になった農文協編集部にも感謝します。

現在九十二歳でなお元気でおられる仙台の橋本敬三先生、大阪の橋本行則先生はじめ私の眼を操体法にむかって開いてくださった皆さんにお礼申し上げるとともに、操体法が食息動想と環境を含んだ大きな形でよりひろまることを願っています。

＊なお、本書の執筆にあたっては、左記の文献を参考にさせていただきました。

『体の設計にミスはない』橋本敬三（柏樹社）、『生体の歪みを正す』橋本敬三（創元社）、『万病を治せる妙療法』橋本敬三（農文協）、『操体法写真解説集』橋本敬三（柏樹社）、『ひとりで操体法』小崎順子（農文協）、『あなたこそあなたの主治医』橋本行生（農文協）、『医者がすすめる民間療法』橋本行生（講談社）、『リハビリテーションと臨床とケア』土肥信元（ライフ・サイエンス・センター）、『リハビリで元気になる本』荻島秀男（健友館）、『呼吸不全のリハビリテーション』（谷本普一（南江堂）、『治療』シリーズ『実地医家に役立つリハビリテーション』（南山堂）、『治療』特大号『心臓病の治療』（南山堂）、『自律神経失調症をなおす』筒井末春（保健同人健康ブックス）、『ヒトの足』水野祥太郎（創元社）、『肩こりと腰痛』間中喜雄（創元社）

日本医師会雑誌

日医ニュース

『リハビリに生かす操体法』の出版によせて

新潟大学病院リハビリテーション部　主任　佐藤　豊

須永隆夫先生は私の高校・大学を通じての先輩にあたります。内科を専攻され、大学病院に勤務されていたときもいわゆる西洋医学だけでなく、東洋医学としての針治療なども患者さんの症状、状態に応じて使い分けておられたようです。操体法についても、現在お勤めの木戸病院では適応のある患者さんには先生が直接指導し、治療に応用しているとのことです。また、地元新潟のいろいろなサークルや婦人会など同好の人々を集めて指導や講演を行い操体法の普及につとめておられます。新潟大学病院リハビリ部においても、一年ほど前から頸部・肩の痛み・腰痛の患者さんなどに操体法の手技をデモンストレーションしていただいたり、お話を伺うことができ、操体法とはいわゆる特殊な手技だけでなく食事のしかた、日常生活における身体の動かしかた、休むときの姿勢、呼吸法など、一貫した健康管理・健康作りの考え方であることを教えられました。

操体法では四肢の痛みなどで関節の動きが悪くなっているときに無理な動きはさせず、痛みのない方へ動かす・動かしやすい方へ動かすなどして関節の動きを改善していくことが基本のようで、リハビリ医学から見ると理学療法などへの応用ができるものと考えられます。たとえば動きやすい方へ動かして二、三秒力を入れさせその後脱力させたり、それに術者が軽い抵抗を加えるなどの一連の手技はリハビリで用いられる固有受容性神経筋促通法（PNF）に似ているのです。

須永先生は患者さんに無理な強制はせず、ソフトな話し方で優しく対応し、患者さんから絶大な信頼を得ています。これも先生のお人柄と操体法の実践から滲み出たものと拝察いたします。

この著の出版を機に、先生の益々の御活躍を祈念いたします。

編著者略歴

須永　隆夫（すなが　たかお）

木戸クリニック所長。

1946年12月、埼玉県生まれ。

群馬県立高崎高等学校卒，1973年新潟大学医学部卒。一年間国立東静病院で橋本行則先生に学んだ後，橋本敬三先生を知る。

1974年より新潟大学医学部第一内科での医局生活を経て，現在新潟市の新潟医療生活協同組合木戸クリニック所長，新潟大学医学部非常勤講師。

健康増進，予防医学，治療医学，リハビリテーション医学にも関心を持ち，治療に漢方薬・鍼灸・操体法・食事療法をとり入れている。

新潟操体の会世話人，全日本鍼灸学会新潟地方地方会長。日本東洋医学会評議員，日本内科学会会員，日本ドック学会会員，㈳新潟緑化保全協会理事長，有機農産物の民間認証機関（NPO法人）赤とんぼ判定委員。

リハビリに生かす操体法〔愛蔵版〕

－入院中から在宅ケアまで－　　健康双書ワイド版

1989年３月30日　第１刷発行
2004年４月15日　第10刷発行
2005年３月25日　愛蔵版第１刷発行

編　著　須永　隆夫

発行所　　社団法人　**農山漁村文化協会**
郵便番号107-8668東京都港区赤坂７丁目６－１
電　話　03(3585)1141㈹　　**振　替**　00120-3-144478

ISBN4-540-04356-0　　印刷／藤原印刷
〈検印廃止〉　　製本／石津製本

定価はカバーに表示